Radiodiagnostische Übungen

D1666436

P. Haehnel Ch. Kleitz

Mammographie

83 diagnostische Übungen für Studenten und
praktische Radiologen

Unter Mitarbeit von Bernadette Lux

Mit 142 Abbildungen

Springer-Verlag
Berlin Heidelberg New York
London Paris Tokyo

Dr. Pierre Haehnel

Dr. Christian Kleitz

Cabinet de Sénologie

18, rue de 22 Novembre

F-67000 Strasbourg

Übersetzt aus dem Französischen von

Dr. Elisabeth Hauenstein

ISBN 3-540-15459-0 Springer-Verlag Berlin Heidelberg New York
ISBN 0-387-15459-0 Springer-Verlag New York Berlin Heidelberg

CIP-Titelaufnahme der Deutschen Bibliothek
Haehnel, Pierre
Mammography: 83 diagnost. Übungen für Studenten u. prakt. Radiologen / P. Haehnel;
Ch. Kleitz. Unter Mitarb. von Bernadette Lux. [Übers. aus d. Franz. von Elisabeth
Hauenstein]. – Berlin; Heidelberg; New York; London; Paris; Tokyo: Springer, 1988
(Radiodiagnostische Übungen)
ISBN 3-540-15459-0 (Berlin...) brosch.
ISBN 0-387-15459-0 (New York)...) brosch.
NE: Kleitz, Christian:

© Springer-Verlag Berlin Heidelberg 1988
Printed in Germany

Satz und Druck: Druckhaus Beltz, D-6944 Hemsbach über Weinheim
Bindearbeiten: J. Schäffer GmbH & Co. KG., D-6718 Grünstadt 1
2127/3130-543210 – Gedruckt auf säurefreiem Papier

Geleitwort

Nach der Übernahme des Lehrstuhls für Radiologie im Jahre 1959 gründete mein Vorgänger, Professor Dr. Ch. M. Gros, die Straßburger Schule für Senologie, deren wichtigster Repräsentant heute Dr. Pierre Haehnel ist. In den Jahren seiner Tätigkeit hat er wesentlich dazu beigetragen, die Anerkennung und den Ruf, den der Fachbereich Senologie an der Radiologischen Fakultät in Straßburg genießt, zu festigen und weiterzuentwickeln. Dr. Pierre Haehnel förderte insbesondere die transdisziplinäre Ausbildung. Er ist daher ganz besonders berufen, diesen neuen Band der Radiodiagnostischen Übungen zu verfassen.

A. WACKENHEIM

Inhaltsverzeichnis

Röntgenbilder, Text und Schemata   1
  I. Normale Mamma   1
 II. Unregelmäßige Verschattungen 15
III. Strukturabbrüche oder sternförmige Verschattungen 33
 IV. Ovale Verschattungen 55
  V. Mikrokalzifikationen 87
 VI. Intraduktale und intrazystische Veränderungen . 123

Sachverzeichnis 137

I. Normale Mamma

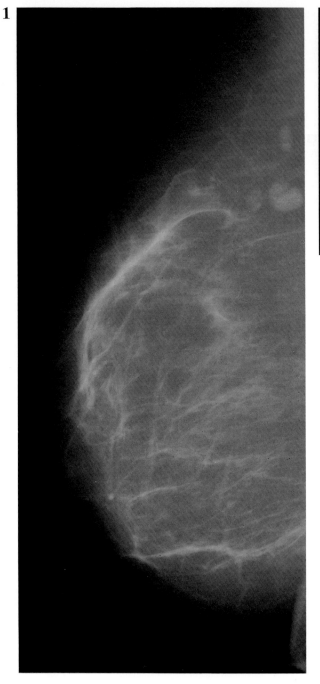
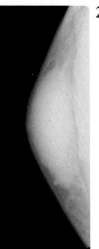

Normale Mamma (seitliche Aufnahme). Auf diesem Röntgenbild lassen sich **1** folgende wichtige Strukturen der Brust erkennen:
– ein ausgeprägter Anteil an *Fettgewebe*, durch den es zu natürlichen Kontrast-unterschieden kommt
– *Bindegewebe* (Stützgewebe), in Form von kontinuierlichen, kontrastgeben-den trabekulären Strukturen
– sowie *Gefäße*, die ca. 4 cm von der Mamille entfernt retromamillär als lineare Doppelkonturen mit etwas niedrigeren Dichtewerten als Bindegewebe zu sehen sind
– die *Mamille* ist angeschnitten
– in der oberen Brustregion finden sich rundliche, homogene Verdichtungen, die normalen axillären Lymphknoten entsprechen

Adoleszentenmamma. Hier sehen wir das erste Stadium der Brustdrüsenent- **2** wicklung in Form einer retromamillären „Knospe" mit der Ausbildung von Milchkanälchen.

Auf der Mammographie findet man meistens (wie auch hier) eine rundliche Verdichtungszone. Es können aber auch dreizackige Verzweigungen vorliegen ähnlich wie bei einer Gynäkomastie. Die Adoleszentenmamma auf dieser Abbildung weist hohe und homogene Dichtewerte auf.

Wenn nachfolgend von Tubusaufnahme die Rede ist, handelt es sich um eine Zielaufnahme (Vergrößerung mit kleinem Fokus).

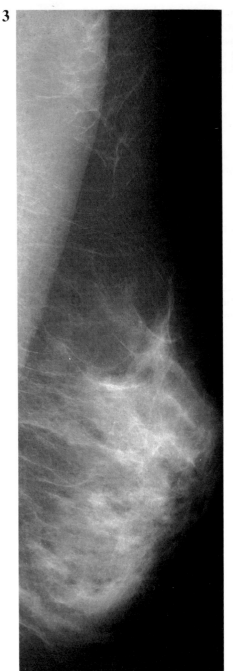

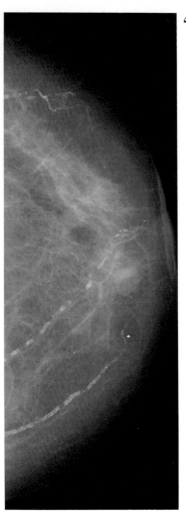

Akzessorische axillare Drüse. Die Kontrastunterschiede auf dieser Mammographie sind geringer als bei Abb. 1, wo das kontrastgebende Fettgewebe stärker ausgeprägt war.

3

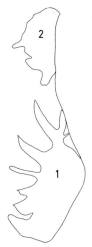

Hier sehen wir nun eine Brust mit ausgeprägtem fibrösem Anteil mit multiplen nodulären fibrösen Herden. Insbesondere in den superioren Anteilen der linken Brust ist der Bindegewebsanteil stark ausgeprägt. Abweichungen des Strukturverlaufes liegen nicht vor (*1*).

Längs der Kontur des großen Rückenmuskels findet sich eine Verdichtung (*2*), welche dieselben typischen radiologischen Zeichen aufweist wie das Brustgewebe. Es handelt sich hierbei um eine axillare akzessorische Brustdrüse, um eine persistierende embryonale Struktur. Das Vorkommen solcher akzessorischen Brustdrüsen sollte man kennen, da sich in diesen akzessorischen Brustdrüsen genau die gleichen pathologischen Prozesse abspielen können wie im eigentlichen Brustgewebe. Ebenso kommt es auch in diesen axillaren akzessorischen Drüsen zu zyklisch bedingten Volumenschwankungen. Manch eine axilläre Raumforderung läßt sich auf solch eine akzessorische Brustdrüse zurückzuführen.

Hier sehen wir eine Involutionsmamma in der Menopause mit ausgeprägter **4** Vermehrung des Fettgewebes. Dies erleichtert die Beurteilung, da pathologische Elemente deutlicher erkannt werden können.

Hier, bei dieser Abbildung, fallen typische vaskuläre Kalzifikationen auf. Sie sind jedoch nicht spezifisch für die Mamma. Man kann sie ebenso im Parenchym anderer Körperregionen finden.

Obwohl es sich um eine kraniokaudale Aufnahme handelt, ist die Mamille sehr schön dargestellt.

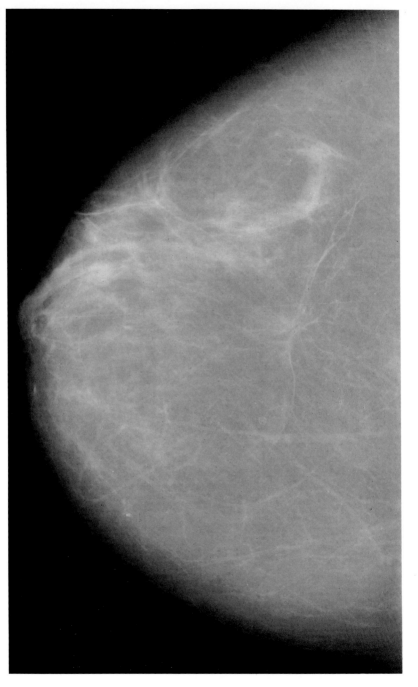

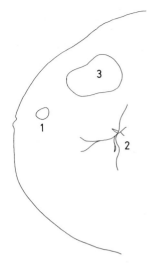

Hierbei handelt es sich um eine adipöse, typische Involutionsmamma. Die Bindegewebsstrukturen sind gut zu erkennen.

Auf dem Bild lassen sich folgende Befunde erheben:

– Im externen Bereich der retromamillären Region fällt ein dichter, homogener, gut abgegrenzter Rundherd auf (*1*).
Seitlich davon sieht man sich überlagernde Aufhellungen, die duktalen Ektasien entsprechen. Die rundliche Verschattung entspricht einem fibromatösen Herd.

– Im tieferliegenden Bereich der Brust findet sich eine Unterbrechung der normalen Bruststruktur in Form einer senkrechten, fibrösen, linearen Verschattung (*2*).

– In der Außenregion erkennt man schließlich eine Aufhellungszone, die sich nur deshalb diagnostizieren läßt, weil sie vom übrigen Brustgewebe durch einen röntgendichten Randsaum abgegrenzt ist (*3*). Diese Befunde sind typisch für ein Lipom.

6

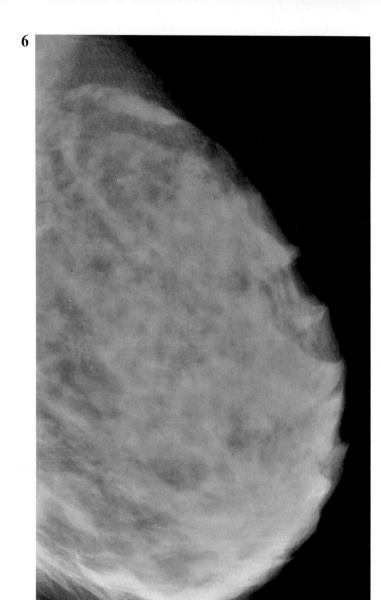

Seitliche Aufnahme. Normale Brust mit normalem fibroglandulärem Aufbau. **6**
Die ausgedehnten fingerförmigen Verdichtungen am vorderen und unteren Rand entsprechen Cooperschen Ligamenten. Diese Cooperschen Ligamente sind Bindegewebssepten, die zwischen Faszia pectoralis und Kutis verlaufen. Sie sind für den Zusammenhalt des Brustgewebes verantwortlich und fixieren es an der Kutis. Oft sind diese Bindegewebssepten vaskularisiert. Prämenstruell tastet man bei der klinischen Untersuchung deshalb gelegentlich einen Knoten, bedingt durch den in dieser Phase des Zyklus vermehrten Füllungszustand der Gefäße. Im superioren Bereich sieht man eine fibröse Struktur, die einer abgekapselten Fibrose entspricht.

Bei auffälligem klinischem Tastbefund sollte man von diesen Bindegewebssepten Tubusaufnahmen anfertigen. Im Anfangsstadium ihrer Entwicklung können beginnende kanzerogene Veränderungen diesen Septen täuschend ähnlich sehen und leicht mit ihnen verwechselt werden.

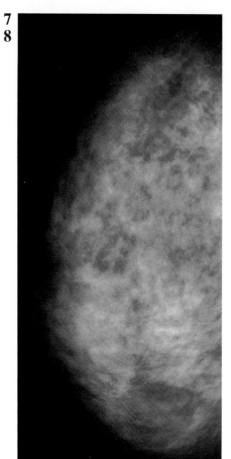 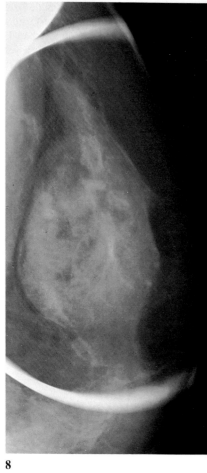

7   8

Seitliche Aufnahme. Die Röntgenaufnahme dieser Brust unterscheidet sich **7** deutlich von den bisher gezeigten Mammographien.

Die Brustdrüse ist wesentlich dichter. Man sieht multiple, regelmäßig begrenzte Verschattungen gleicher Größe. Veränderungen des Strukturverlaufes sind nicht nachweisbar. Die nodulären Verschattungen entsprechen fibrösen Veränderungen. Es handelt sich hier um eine noduläre fibröse Mastopathie.

Beginnende degenerative Veränderungen lassen sich bei diesem Röntgenbefund schwer nachweisen. Bei klinisch auffälligem Befund müssen deshalb Aufnahmen mit kleinerem Tubus (Tubusaufnahmen) angefertigt werden. Bei Tubusaufnahmen läßt sich eine höhere Kompression und eine Reduzierung der Streustrahlung erzielen.

Normvariante. Einzelne, im Vergleich zum übrigen Brustgewebe röntgendichtere Zone. Diese aufgrund eines auffälligen Tastbefundes angefertigte Tubusaufnahme zeigt eine relativ dichte homogene Verschattung, die vorne und hinten deutlich abgegrenzt ist. **8**

In Höhe des oberen und unteren Poles finden sich einige fibröse Überlagerungen, bedingt durch das benachbarte Mammagewebe. Histologisch entspricht diese gut abgegrenzte Verschattung einer fibrösen Platte. Dieses geradlinige, relativ „geometrische" Aussehen, wie wir es bei dieser Mammographie kennengelernt haben, ist ganz typisch für plattenförmige fibröse Veränderungen.

Dieser Befund entspricht einer lokalisierten fibrösen Dystrophie. In diesem Zusammenhang sollten Sie sich noch einmal kurz die Unterschiede zwischen Dystrophie und Dysplasie in Erinnerung rufen:
– Dystrophie: mangelhafte Durchblutung und Ernährung des Gewebes mit daraus resultierenden Gewebsveränderungen
– Dysplasie: aufgrund fehlerhaften Zellwachstumes abnorm strukturiertes Gewebe

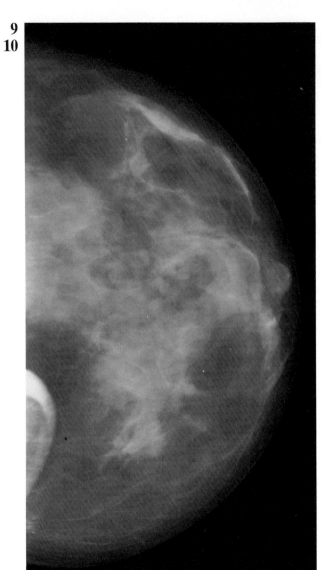

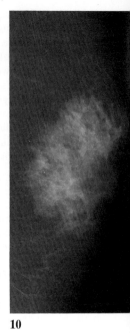

9

10

10

9   **Int.**

Harmonisch aufgebaute Brust mit ausgeglichenem Anteil an Fett- und Bindege- **9**
webe. Eine bogig begrenzte interne Verschattung projiziert sich auf die Röntgenaufnahme. Dieser Befund ist ein typischer Artefakt, zu dem es besonders bei
von kraniokaudal aufgenommenen Mammographien kommen kann. Es handelt
sich um die Ohrmuschel der Patientin.

Hier findet sich rechts retromamillär eine verzweigte Verschattung, eine **10**
Brustdrüse bei einem Mann. Hervorgehoben wird dieser Befund durch eine
verstärkte Infiltration von Fettgewebe. Es handelt sich hierbei um das Bild einer
verzweigten Gynäkomastie.

Insgesamt gibt es bei der Gynäkomastie röntgenologisch zwei unterschiedli-
che Formen: entweder ein verzweigtes Aussehen wie hier bei diesem Fall oder
ein eher verdichtetes Bild in Form einer „Brustknospe" wie bei Abb. 2.

Ursache für diesen radiologischen Befund ist eine regelmäßige und harmoni-
sche Proliferation des Drüsengewebes und der Milchgänge.

II. Unregelmäßige Verschattungen

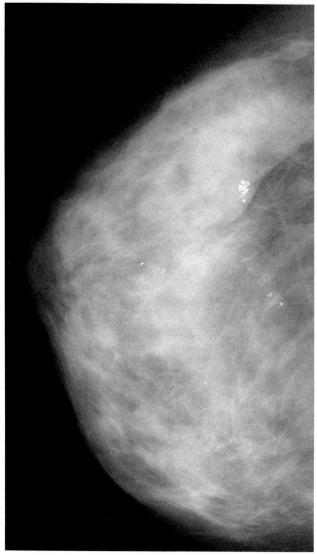

Int.

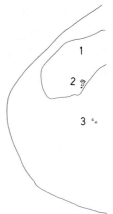

Kraniokaudale Aufnahme. Relativ dichte Brust mit insbesondere retromamillär deutlich sichtbaren fibrösen Strukturen. Diese fibrösen Strukturen haben insgesamt ein harmonisches Aussehen. Abweichungen des Strukturverlaufes finden sich nicht.

Im externen Bereich der rechten Brust fällt eine glatt begrenzte und deshalb gut sichtbare, plattenförmige Fibrose auf (*1*).

Im inneren Bereich dieser Platte sieht man eine Gruppe gleichgroßer, homogener Kalzifikationen mit extrem hohen Dichtewerten. Die Befunde dieser Mammographie lassen insgesamt an ein älteres Fibroadenom mit beginnender Kalzifizierung denken (*2*).

Im mittleren, tieferen Bereich der Brust sind einige punktförmige bzw. bogige Verkalkungen gleicher Art zu sehen (*3*).

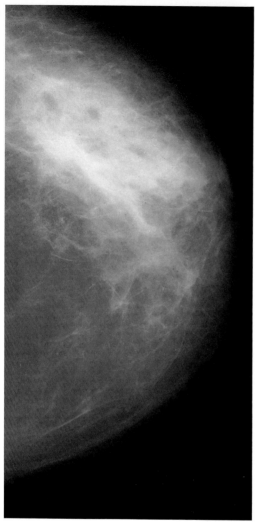

a

Int.

Sie sehen hier zwei Mammographien, die bei der gleichen Patientin im Abstand von drei Monaten aufgenommen wurden.

Auf der ersten Abbildung (**a**) fällt eine diffuse Verschattung im äußeren Anteil der Brust auf. Diese Verschattung ist insgesamt sehr homogen. In ihrem Inneren sind jedoch einige Aufhellungen zu erkennen. Konturunregelmäßigkeiten oder andere verdächtige Zeichen sind nicht nachweisbar. Unter Berücksichtigung des klinischen Befundes, ließ sich die Diagnose einer akuten, unspezifischen Entzündung stellen.

12

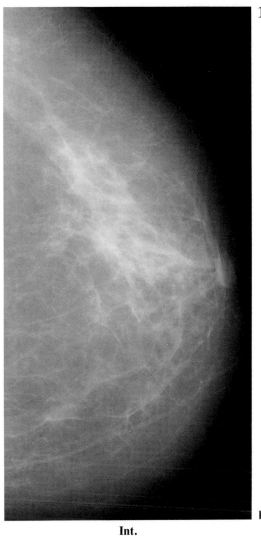

Int.

b

Die Kontrollaufnahme nach Antibiotikatherapie (**b**) zeigt eine nahezu vollständige Rückbildung der Verschattung bei einer Mamma mit insgesamt niedrigen Dichtewerten und hohem Anteil an Fettgewebe.

13
14

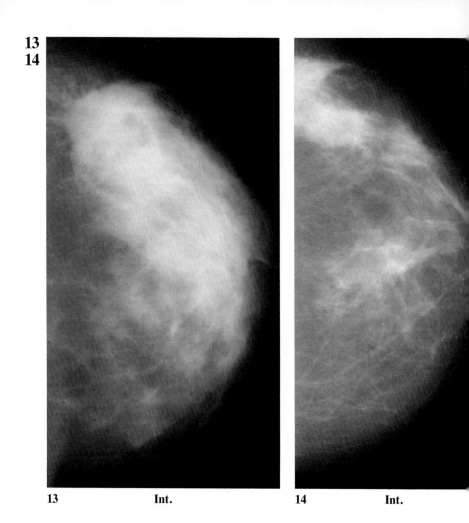

13   Int.   14   Int.

Kraniokaudale Aufnahme. Hier fällt ebenfalls im äußeren **13**
Anteil der Mamma eine ausgedehnte, homogene fibröse
Platte auf. Eine genaue Analyse dieser fibrösen Platte ergibt
jedoch in Höhe ihres äußeren Poles sowie an ihrem Vorder-
rand Konturunregelmäßigkeiten mit unterschiedlichen Dichtewerten. Im äußeren Bereich dieser fibrösen Platte, die durch
ihre gerade Begrenzung auffällt, befindet sich ein tumoröser Prozeß in Form
eines infiltrierenden Adenokarzinomes.

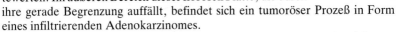

Aus diesem Grund müssen fibröse Platten in ihrer ganzen Ausdehnung
besonders sorgfältig untersucht werden. Von ihren Randzonen sollten Tubusaufnahmen angefertigt werden, damit nicht maligne Prozesse, die sich auf dem
Boden dieser fibrösen Platten gebildet haben, übersehen werden.

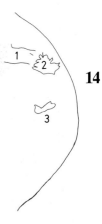

Hier fällt im Bereich einer im äußeren Anteil der Brust **14**
gelegenen fibrösen Platte eine diffuse, unregelmäßig
begrenzte Verschattung mit radiären Ausläufern auf, die
differentialdiagnostisch sofort an einen malignen Prozeß denken läßt.

Im mittleren, retromamillären Bereich der Brust findet
sich eine ähnliche, ebenfalls sehr unregelmäßige Verschattung
von geringer Größe. Die postoperativ durchgeführte Histologie sicherte die Diagnose eines bifokalen, extern und medial
gelegenen Adenokarzinomes.

15

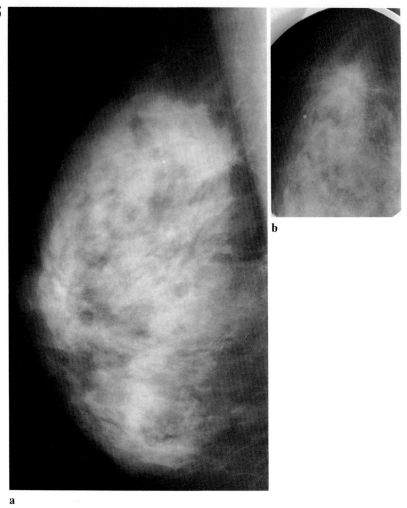

a

b

Auf der Standardaufnahme (**a**) sieht man eine fibröse Brust mit multiplen
rundlichen, fibrösen Verschattungen. In der oberen Brustregion fällt in der
Nähe des Brustmuskels eine unregelmäßig begrenzte Verschattung auf mit
Strukturunruhe des umgebenden Gewebes.

Die Tubusaufnahme (**b**) dieser Region erlaubt durch Ausschaltung der
Streustrahlung eine genauere Analyse. Man sieht deutlich einen Rundherd mit
radiären Ausläufern. Davor befinden sich kleine Kalzifikationen.

Die histologische Untersuchung bestätigte die Diagnose eines Adenokarzinomes dem Boden einer fibrösen Mastopathie.

16

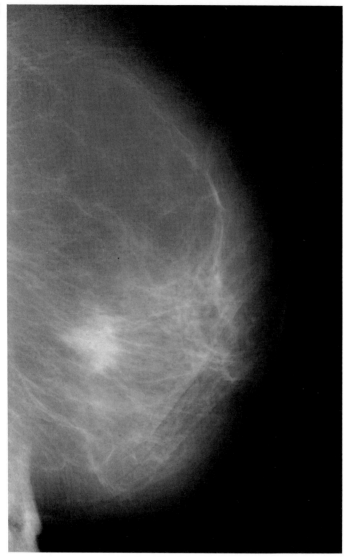

Bei dieser Brust, die im Vergleich zum vorangegangenen Fall geringere **16**
Dichtewerte aufweist, sehen wir ebenfalls eine homogene, schlecht abgrenzbare
Verschattung mit „ausgefransten" Rändern. Der expansive Charakter dieser
Veränderung ist deutlich zu erkennen. Der radiologische Befund entspricht
einer Infiltration des benachbarten Gewebes mit kanzerogenen Zellen.

Auch hierbei ergab die histologische Untersuchung ein diffuses, infiltrativ
wachsendes duktales Karzinom ohne Beteiligung des Stromas. In der inferioren
und retromamillären Region sieht man multiple, parallel verlaufende, röntgen-
dichte Linien, die Hautfalten entsprechen.

17

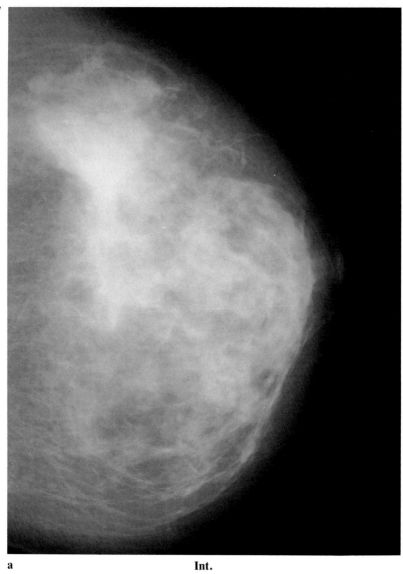

a   Int.

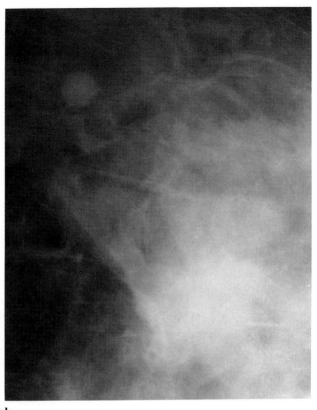

b

Schlecht abgegrenzte Verschattung mit Strukturunruhe der Umgebung (**a**).
   Die vergrößerte Tubusaufnahme (**b**) verdeutlicht diesen Befund einer ausgedehnten expansiven und infiltrativen Verschattung, die histologisch einem undifferenzierten, duktalen Karzinom entspricht (*1*). Auffällig ist auf der Tubusaufnahme ferner eine regelmäßige runde Verschattung. Hierbei handelt es sich um einen Hauttumor (*2*).

18

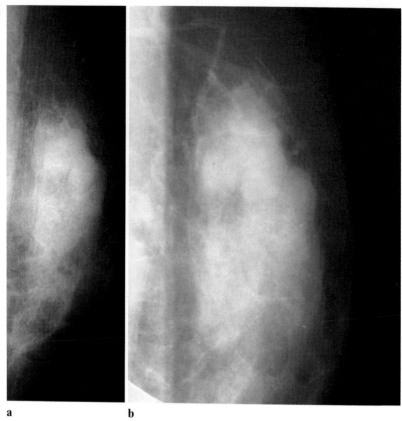

a   b

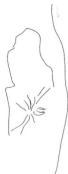

Diese Standardaufnahme (**a**) zeigt eine relativ dichte Brustdrüse. Im superioren Anteil finden sich mehrere homogene Verschattungen mit Strukturunruhe der Umgebung. Auf der vergrößerten Tubusaufnahme (**b**) ist dieser Befund noch deutlicher zu sehen. Im supramamillären Bereich vereinigen sich diese Verschattungen zu einer ausgedehnten verdichteten Zone. Im Zentrum dieser verdichteten Zone erkennt man konfluierende Linien als Hinweis auf eine ausgeprägte Stromareaktion.

Die histologische Untersuchung ergab ein diffuses Adenokarzinom.

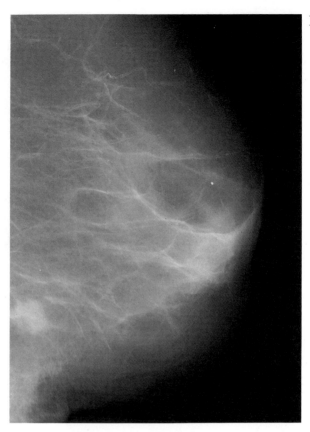

Im tiefen inferioren Bereich dieser insgesamt relativ transparenten Brust fällt ein Rundherd auf. Dieser Rundherd ist zwar homogen, seine Ränder sind jedoch unregelmäßig, schlecht begrenzt und weisen stellenweise Ausläufer in das umgebende Gewebe auf.

Die Lage dieses Herdes erschwerte eine klinische Untersuchung mit Palpation des Knotens. Aufgrund des suspekten röntgenologischen Befundes wurde eine partielle Mastektomie durchgeführt. Histologisch konnte die Diagnose eines duktalen Karzinomes ohne Stromareaktion gesichert werden.

20

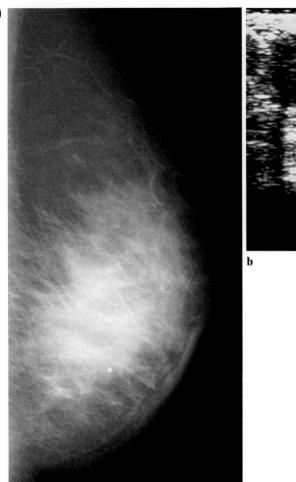

a

b

Die Seitenaufnahme (**a**) zeigt eine ausgedehnte diffuse Verschattung mit zahlreichen unregelmäßigen Ausläufern. Die inframamilläre Hautverdickung ist ein weiterer Hinweis auf das Vorliegen eines diffusen malignen Prozesses.

Der sonographische Befund (**b**) zeigt eine unregelmäßige echoarme Zone mit seitlichen Schallschatten und untermauert somit die Diagnose.

III. Strukturabbrüche oder sternförmige Verschattungen

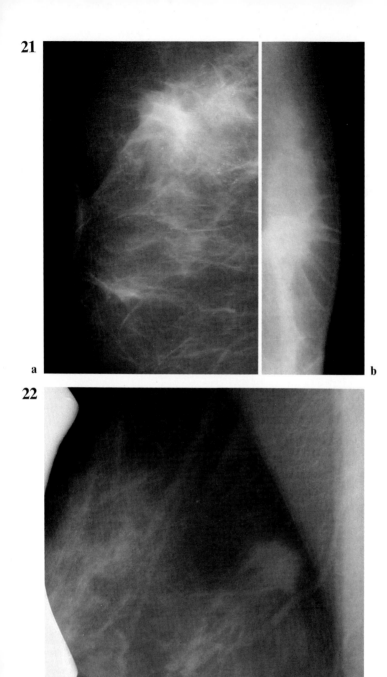

Bei dieser deformierten Brust mit Einziehung der Mamille fällt im superioren Bereich eine Verschattung auf, die einer fibrösen Platte entspricht. Von dieser Verschattung gehen radiäre Verdichtungslinien aus, die das umgebende Mammagewebe infiltrieren. Unterhalb der Verschattung sieht man viele kleine, sehr polymorphe Kalzifikationen unterschiedlicher Dichtegrade. Ihre Verteilung ist ausgesprochen unregelmäßig, geradezu „anarchistisch" (**a**).

Auch auf der anschließenden axillären Teilaufnahme (**b**) sind die radiären Ausläufer deutlich zu erkennen, wobei auffällt, daß sie in der Nähe des tumorösen Herdes dicker sind als zur Peripherie hin. Je weiter man sich vom Tumor entfernt, um so geringer wird die Fibrosierung (Stromareaktion). Im Bereich des Tumors kommt der radiologische Befund durch die infiltrativ wachsenden Krebszellkolonien und die reaktive Fibrose zustande.

Alle diese Befunde entsprechen einem fortgeschrittenen Karzinom mit intraduktaler Beteiligung auf dem Boden einer fibrösen Mastopathie.

Vergrößerte Tubusaufnahme einer tiefen, nahe der muskulären Faszie liegen- den Verschattung. Die Verschattung weist relativ niedrige Dichtewerte, sowie ausgeprägt unregelmäßige Randkonturen auf. Es handelt sich um ein zellarmes, stark infiltrativ wachsendes Karzinom (Epithelioma lobulare).

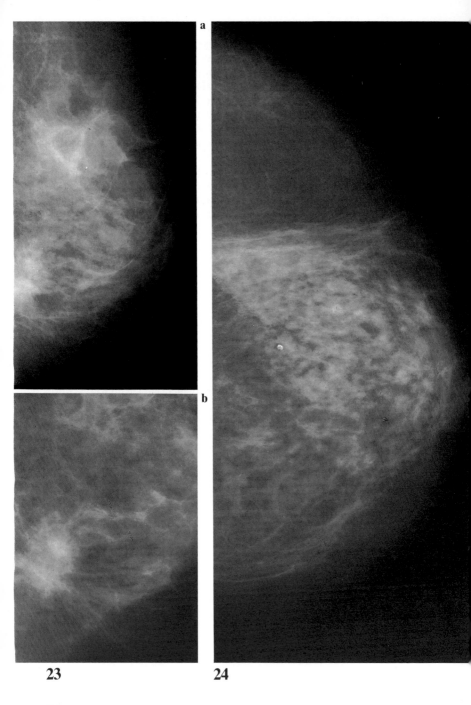

23

24

Unregelmäßige Verschattung unten rechts (**a**). Die Tubusaufnahme (**b**) zeigt, **23** daß die Verschattung weitaus mehr Ausläufer aufweist als es die Standardaufnahme vermuten ließ. Diese Ausläufer reichen sogar bis in den Bereich der Subkutis.

Auffällig ist ferner eine Strukturunruhe, was auf ein Adenokarzinom mit ausgeprägter Stromareaktion hinweist.

Hier findet sich eine ausgeprägte noduläre fibröse Mastopathie der linken Brust. **24** Nur der externe Brustanteil scheint hiervon nicht betroffen zu sein. Bei dieser transparenten Zone, die eigentlich nur deshalb so gut sichtbar ist, weil das benachbarte Gewebe erhöhte Dichtewerte aufweist, handelt es sich um ein Lipom.

Ferner fällt in der Tiefe retromamillär eine Verkalkung mit hellem Zentrum auf (Zystosteatonekrose).

25

Int.

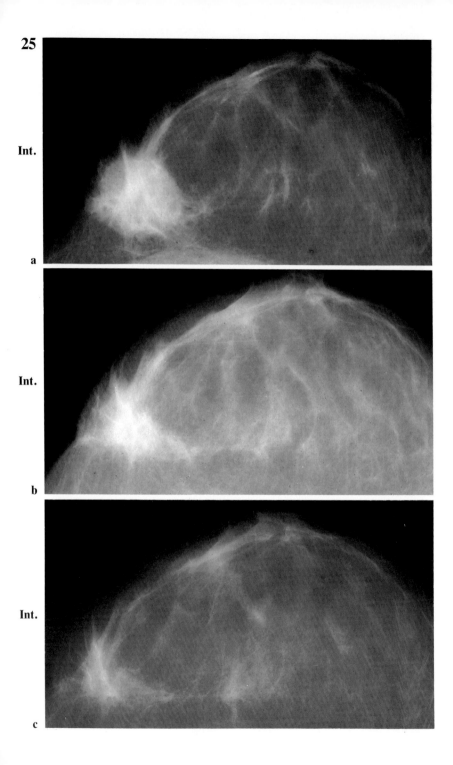

a

Int.

b

Int.

c

Mammographieserie einer Patientin, die einige Tage vor der ersten Aufnahme **25** wegen eines benignen Fibroadenomes operiert worden war.

Der Rundherd ist dicht, homogen und gut abgegrenzt, weist jedoch noch einige dichte, lineare, radiäre Ausläufer sowie eine diskrete Retraktion von Haut und umgebendem Gewebe auf. Der Befund ist typisch für ein Hämatom, erfordert jedoch aufgrund des strahlenförmigen Aussehens der externen Region eine baldige Kontrolle.

Zwei Monate später ist die Verschattung nahezu vollständig verschwunden. Bestehen geblieben ist jedoch eine ausgeprägte Strukturunruhe, ohne daß sich jedoch bei der klinischen Untersuchung ein Knoten palpieren läßt.

Drei Monate später findet sich erneut eine sternförmige Verschattung. Wie der weitere Verlauf bestätigt, handelt es sich hierbei jedoch nicht um ein Tumorrezidiv.

Dieser Fall verdeutlicht, wie schwierig die Differentialdiagnose zwischen Narbe und malignem Tumor manchmal sein kann. In diesem speziellen Fall bestätigte der weitere Verlauf die benigne Natur der Veränderung. Die sternförmige Verschattung entsprach lediglich der postoperativen Narbe.

Aufgrund folgender Kriterien wurde bei diesem Fall die Verlaufskontrolle des Befundes einer Exstirpation vorgezogen:

1. Das Hämatom verdeckte zunächst in der Phase seiner Rückbildung den verdächtigen Befund.

2. Nach Rückbildung des Hämatomes ließ sich kein klinischer Tastbefund in Korrelation zum Röntgenbefund erheben. Hätte es sich um ein Tumorrezidiv gehandelt, so hätte man in Anbetracht der Größe des Herdes auch mit einem Palpationsbefund rechnen können.

3. Aus diesen Gründen wurde zunächst abgewartet und später noch eine abschließende Kontrollaufnahme angefertigt, die dann eine weitere Rückbildung und einen unauffälligen Befund ergab.

26

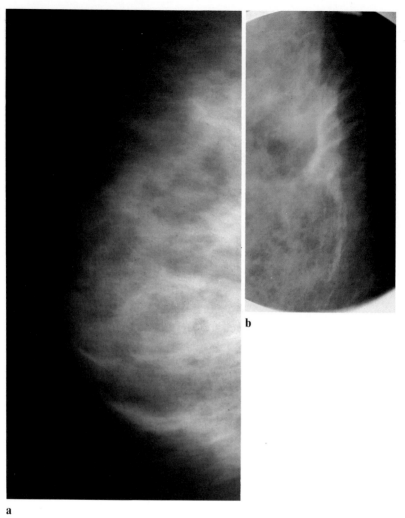

a

b

Transparente Brust mit dichtem Rundschatten im superioren Bereich (**a**). **26**
Charakteristisch für dieses Bild sind ausgeprägte Strukturabbrüche.

Auf der Tubusaufnahme (**b**) erkennt man deutlich, daß es sich bei der Verschattung um einen Tumor handelt. Ferner werden radiäre Ausläufer sowie eine Retraktion deutlich.

Die Histologie ergab ein stark infiltrativ wachsendes, diffuses Adenokarzinom.

27

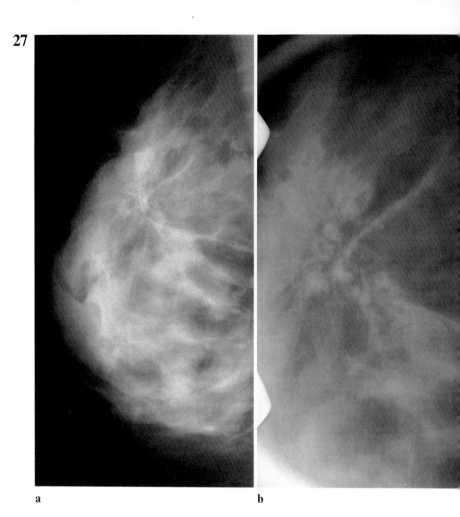

a   b

Der gesamte superiore Bereich der Brust ist im Sinne einer Retraktion verändert, ohne daß sich ein einzelner tumoröser Prozeß abgrenzen läßt (**a**). Auch auf der vergrößerten Tubusaufnahme (**b**) ließ sich kein einzelner tumoröser Herd nachweisen. Deutlich sichtbar wurden hingegen fibröse, strahlenförmige Verschattungen. Bei diesem Befund ist es differentialdiagnostisch sehr schwierig, einen kanzerogenen Prozeß, der sich z.B. nur in Form einer Stromareaktion äußert, auszuschließen.

Da sich jedoch trotz des ausgeprägten Röntgenbefundes kein Knoten palpieren ließ und alle direkten Malignitätszeichen fehlen, kann in diesem Fall auf eine benigne fibrosierende Mastopathie geschlossen werden.

28

Int.

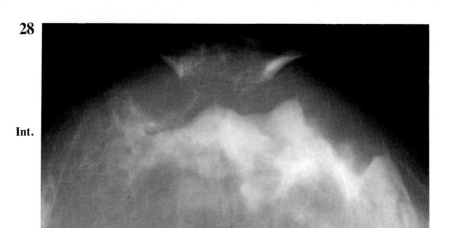

29

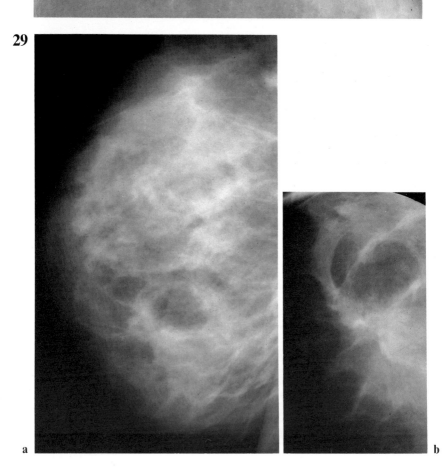

a

b

Kompletter Strukturabbruch bei einer Brust nach vorangegangener Reduk- **28**
tionsplastik. Die transparente retromamilläre Zone entstand durch Verlagerung
des Mamillenareales.

Im inferioren Bereich der Brust finden sich zwei rundliche, gut abgegrenzte **29**
Aufhellungen, zwischen denen verdichtetes Bindegewebe liegt. Die Tubusaufnahme verdeutlicht die expansive Natur dieses Prozesses sowie die Retraktion
des umgebenden Gewebes.

Es handelt sich hierbei um ein sehr kleines Karzinom mit einem Durchmesser von weniger als 4 mm.

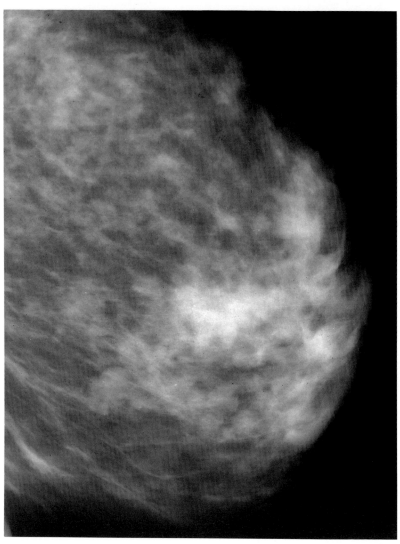

a

Seitliche Aufnahme der rechten und linken Brust. Bei dieser 50jährigen Patientin sieht man auf beiden Seiten in einer insgesamt relativ homogenen Brustdrüse multiple, zum Teil rundliche, regelmäßige und gut abgegrenzte Verschattungen.

Die Befunde sprechen für eine fibrozystische Mastopathie mit nodulärer Fibrose, sowie kleinen Adenomen und kleinen Zysten. Auf der rechten Seite (**a**) fällt eine besonders retromammillär ausgeprägte Dystrophiezone mit zahlreichen Verkalkungen und verdächtigen unregelmäßigen Polymorphien auf. Auf der linken Seite (**b**) findet sich ein sternförmiger Befund mit infiltrativer superiorer Strukturunruhe.

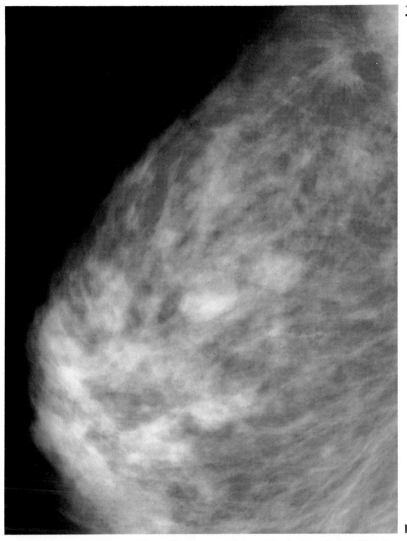

b

Aufgrund der diffusen Veränderungen und dem Verdacht auf eine Neoplasie im oberen Anteil der linken Brust sowie den suspekten Kalzifikationen rechts, wurde eine beidseitige partielle Mastektomie durchgeführt. Dabei ergaben sich folgende Befunde:
– rechts, ein überwiegend intraduktal wachsendes infiltratives Karzinom sowie weitere Epithelioma lobulare in situ
– links, ein infiltratives duktales Karzinom mit einem Karzinoma in situ
Dieser Fall demonstriert deutlich die Vieldeutigkeit von Mammographiebefunden beim Mammakarzinom. Die gleiche kanzerogene Veränderung kann sich in Form von zwei völlig unterschiedlichen Röntgenbefunden äußern.

31

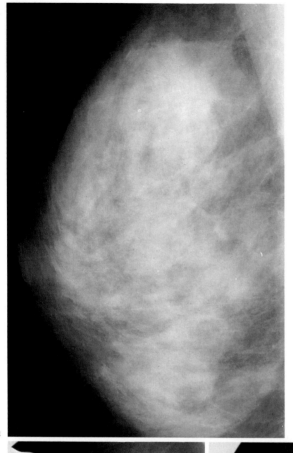

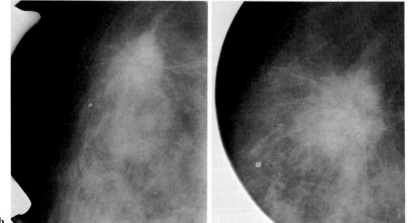

Die Standardaufnahme (**a**) zeigt eine fibröse Mastopathie. Im inferioren Anteil der Brust findet sich eine unauffällige dreieckige fibröse Platte. Der superiore Bereich der Brust ist inhomogen und unruhig. Weitere Schlußfolgerungen läßt diese Aufnahme nicht zu.

Die einfache Tubusaufnahme (**b**) ohne Vergrößerung zeigt eine expansive, ausgeprägt heterogene Verschattung mit multiplen fibrösen Ausläufern sowie einer benignen Kalzifikation. Die vergrößerte Tubusaufnahme (**c**) ermöglicht eine genaue Analyse der Randkonturen der Verschattung. Die Verschattung entspricht einem kleinen kanzerogenen Herd mit massiver Stromareaktion und malignen Kalzifikationen.

Dieser Fall unterstreicht die Bedeutung von Tubusaufnahmen mit oder ohne Vergrößerung. Die Kompression des Brustgewebes ist größer, die Aufnahme wird in einem anderen Augenblick ausgeführt und vor allem sind störende Streustrahlen reduziert. Alle diese Faktoren erlauben eine genauere Analyse von Verschattungen.

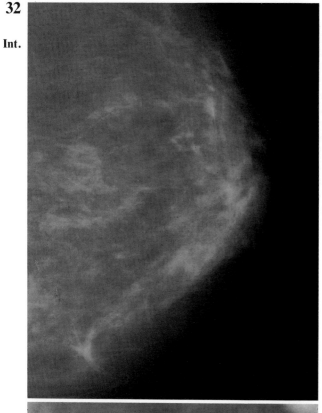

a

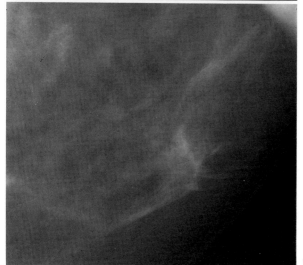

b

Die Mammographie zeigt eine ausgeprägte Strukturunruhe des äußeren Anteils **32** der rechten Brust. Innerhalb eines insgesamt fibrösen Areales findet sich eine senkrechte, lineare Verschattung (**a**).

Wie gewöhnlich erlaubt die vergrößerte Tubusaufnahme (**b**) eine genauere Analyse. Man sieht extrem feine Ausläufer. Die Strukturunruhe ist ganz offensichtlich. Die Histologie ergibt ein Carcinoma lobulare.

33

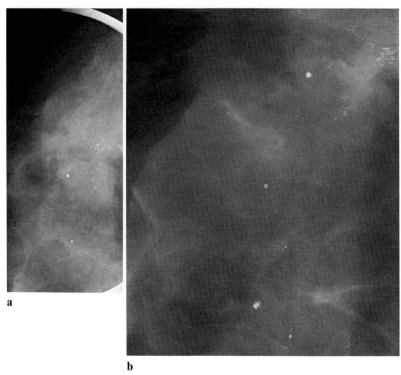

a

b

33 Tubusaufnahme und vergrößerte Tubusaufnahme. Auf der nicht vergrößerten Tubusaufnahme (**a**) sieht man eine sternförmige Verschattung mit Einziehungen, umgeben von einer Gruppe hinsichtlich Größe, Anordnung, Form und Dichtewerten äußerst inhomogenen Kalzifikationen.

Im oberen Bereich der Tubusaufnahme finden sich andere regelmäßigere, nicht so zahlreiche Kalzifikationen sowie Anhäufungen von Mikrokalzifikationen. Die vergrößerte Tubusaufnahme (**b**) erlaubt eine genauere Beurteilung der Verkalkungen.

Histologisch fand sich ein lobuläres Karzinom sowie multiple lobuläre Carzinomae in situ.

34 Ausgeprägt fibrosierte Brust mit deutlich sichtbaren benignen Verkalkungen. Im superioren Bereich fällt eine massive Strukturunruhe mit Einziehungen und Gefäßdilatationen auf.

Die vergrößerte Tubusaufnahme (**b**) erlaubt eine Unterscheidung der Verschattung vom umgebenden fibrosierten Brustgewebe. Die Verschattung ist unregelmäßig, schlecht abgegrenzt und weist zahlreiche streifenförmige Ausläufer auf. Der Befund ist typisch für ein infiltrierendes Adenokarzinom.

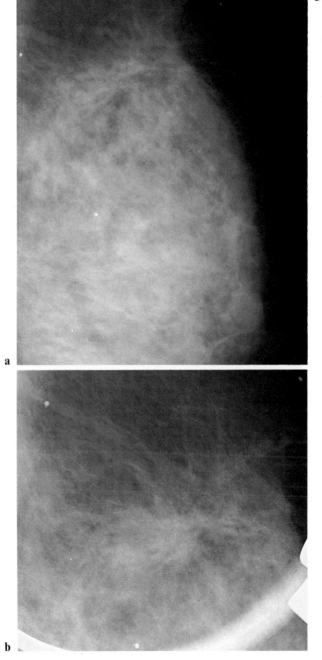

a

b

IV. Ovale Verschattungen

35

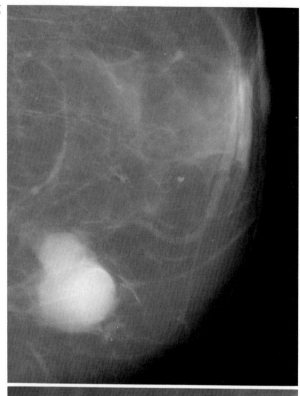

a

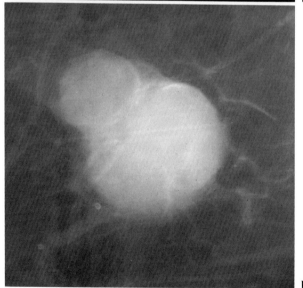

b

Diese Patientin in der Postmenopause tastete einen Knoten und kam daraufhin zur klinischen Untersuchung. Auf der Mammographie (**a, b**) fällt eine homogene, zumindest in ihrem anterioren Bereich gut abgegrenzte Verdichtung auf. Dahinter befindet sich eine weitere, kleinere Verdichtung mit unregelmäßigen Randkonturen.

Auch dieser Fall dokumentiert wieder die Vieldeutigkeit eines Mammographiebefundes: solch eine relativ regelmäßige Verdichtung kann sowohl Hinweis auf ein Carcinoma colloidale als auch auf eine Zyste sein. In diesem Fall sprechen die posterioren Konturunregelmäßigkeiten, die verschwommenen Innenkonturen sowie der erhöhte Durchmesser eines benachbarten Gefäßes eher für das Vorliegen eines Karzinomes. Ferner fällt noch eine bogenförmige Kalzifikation auf, die einer benignen Wandverkalkung entspricht.

Die histologische Untersuchung ergab ein Carcinoma colloidale.

36

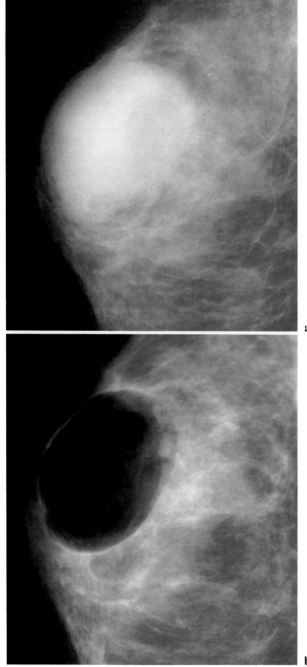

a

b

Aufnahme vor (**a**) und nach (**b**) Punktion. In einer insgesamt transparenten **36** Brust sieht man eine ausgedehnte Verdichtung mit einem Durchmesser von ca. 5 cm. Bei der Palpation erwies sich dieser Herd als gut abgegrenzt, fluktuierend und elastisch, was alles für eine Zyste spricht. Die Sonographie liefert den eindeutigen Beweis. Trotz dieses eindeutigen Sonographiebefundes kann man jedoch nicht auf eine Punktion und anschließende Insufflation von Luft (Pneumozystogramm) verzichten. Veränderungen der Zystenwand können zwar auch oft mit Hilfe der Sonographie festgestellt werden, kleinere Verkalkungen lassen sich hingegen auf dem Pneumozystogramm wesentlich besser beurteilen (siehe Kapitel: Kalzifikationen).

Hier fällt auf dem Pneumozystogramm im Bereich des oberen Poles der Verdichtung ein unregelmäßiger, schlecht abgegrenzter Herd auf, mit Zeichen für infiltratives Wachstum. Eine Exstirpation ist deshalb unumgänglich.

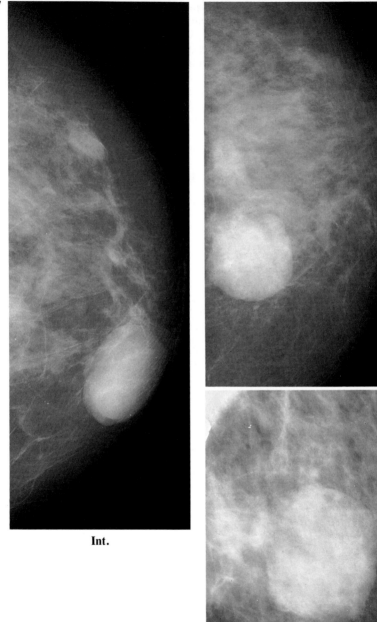

Int.

a

b

Auch in dieser Brust mit erhöhter Strahlentransparenz fallen verschiedene **37**
Verdichtungen auf. Eine ausgedehnte, ovale Verdichtung liegt links innen, eine
weitere kleinere mehr außerhalb. Beide Verdichtungen sind durch eine ausgeprägte Gefäßdilatation verbunden. Vor der kleineren Verdichtung sieht man
innerhalb einer fibrösen Zone noch weitere Verdichtungen. Bei der Punktions-
zytologie des intern gelegenen Herdes fanden sich multiple maligne Zellen, die
den Schluß auf ein kolloidales Karzinom zuließen.

In Anbetracht der diffusen, ausgedehnten Veränderungen wurde eine
Mastektomie durchgeführt. Bei der ausgedehnten internen Verdichtung bestätigte sich die Diagnose eines Kolloidkarzinomes. Die kleineren Verdichtungen
entsprachen hingegen Herden einer fibrös-zystischen Mastopathie.

Bei dieser Brust findet sich auf dem Boden einer fibrösen nodulären Mastopa- **38**
thie ein ausgedehnter Rundherd, der sich bei der klinischen Untersuchung als
Knoten palpieren läßt.

Dieser ausgedehnte Rundherd ist homogen, auf der Innenseite gut abgegrenzt und weist hohe Dichtewerte auf. Im externen Bereich erscheint seine
Randkontur hingegen verwaschen und unregelmäßig (**a**).

Die Tubusaufnahme zeigt, daß die ansonsten absolut regelmäßige Randkontur im Bereich des anterioren Poles (seitliche Aufnahme) unregelmäßig und
verwaschen ist und zahlreiche Ausläufer in das benachbarte Gewebe aufweist
(**b**).

Zytologisch konnten zahlreiche maligne Zellen nachgewiesen werden.
Histologisch ergab sich dann die Diagnose eines medullären Karzinomes.

39

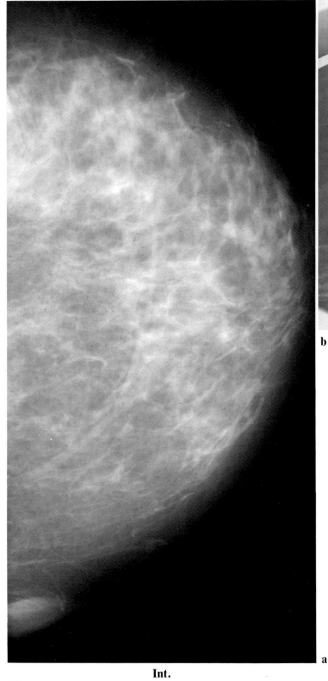

Int.

b

a

Normalbefund der Brust. Lediglich im internen Anteil fällt eine subkutane ovale
Verdichtung auf (**a, b**). Die topographische Lage dieses Herdes läßt zunächst an
einen subkutanen Prozeß denken. Aufgrund des Aussehens der Verschattung
sowie ihrer topographischen Lage kommt differentialdiagnostisch am ehesten
eine Epidermoidzyste in Frage. **a** Craniocaudale Aufnahme, **b** Tubusaufnahme.
Die histologische Untersuchung bestätigte diese Verdachtsdiagnose.

40

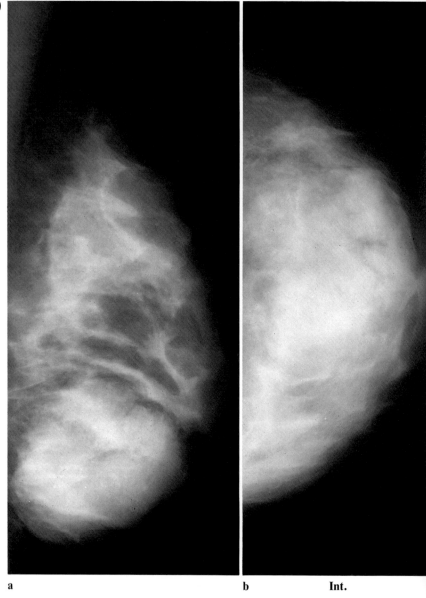

a   b   Int.

21jährige Patientin, die wegen einer chronisch entzündlichen Veränderung der **40** rechten Brust drei Jahre lang homöopathisch behandelt worden war. Die Mammographie (**a, b**) zeigt eine ausgedehnte, relativ homogene gut abgegrenzte Verdichtung mit Verdrängung des umgebenden Gewebes. Die Anamnese der Patientin sowie der Hautbefund weisen auf einen chronischen Abszeß hin. Der chirurgische Eingriff bestätigt diese Diagnose. In der Regel ist bei einer akuten Mastitis die chirurgische Inzision einer Antibiotikatherapie vorzuziehen. Da die Brust insgesamt sehr schlecht vaskularisiert ist, läßt sich meist keine effektive bakteriozide Antibiotikakonzentration erzielen. Eine initiale Antibiotikatherapie kupiert die Symptome, begünstigt aber häufig den Übergang in eine chronische Entzündung (wie in diesem Fall). Zur Sanierung dieser chronischen Entzündung war eine regelrechte „Quadrantektomie" erforderlich. **a** Seitliche, **b** craniocaudale Aufnahme.

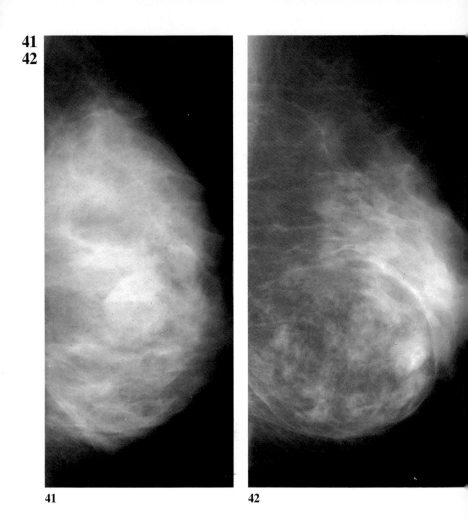

41　　　　　　　　　　　**42**

Bei dieser Patientin fand sich klinisch ein regelmäßiger, gut abgegrenzter **41**
Knoten, der jeweils prämenstruell Beschwerden verursachte. Auf der Mammographie sieht man eine dichte, homogene Verschattung, die sich vom Nachbargewebe nur schwer abgrenzen läßt.

Die histologische Untersuchung bestätigt die Verdachtsdiagnose: Fibroadenom. Fibroadenome sind häufig bei den für eine juvenile Brust typischen Dichtewerten schwer zu erkennen.

Eine wichtige diagnostische Hilfe stellt deshalb die Sonographie dar. Sonographisch findet sich nämlich ein solider Rundherd mit posteriorem Schallschatten.

Hier sehen Sie eine typische, lipomatös bedingte, ausgedehnte Aufhellung **42**
(größter Durchmesser 7 cm), in der sich zahlreiche kleine, heterogene, rundliche Verdichtungen befinden. Dieser typische Befund einer „Brust innerhalb der Brust" entspricht einem Fibro-Adenolipom bzw. „Hamartom".

43

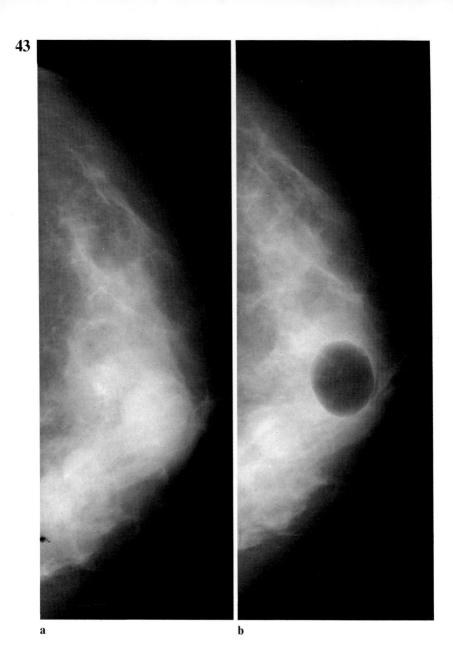

a b

Aufnahme vor (**a**) und nach (**b**) Punktion: In einer insgesamt dichten Brust **43** fallen zwei Verschattungen auf. Die eine liegt retromamillär, die andere etwas weiter außerhalb. Beide Verschattungen sind dicht, homogen und relativ gut begrenzt. Zwischen diesen beiden Herden befindet sich eine längliche Verdichtung, die im Bereich des posterioren Poles der retromamillären Verschattung ein unscharfes, verwaschenes Aussehen hat.

Dieser Fall zeigt deutlich, daß die Sonographie alleine nicht immer ausreichend ist. Sonographisch ergab sich zwar kein Hinweis auf intrazystische Veränderungen. Erst die nach Punktion und Luftinsufflation angefertigte Kontrollmammographie zeigt jedoch, daß es sich bei der intermediären Verdichtung lediglich um einen durch Überlagerung entstandenen Artefakt handelt. Die Diagnose lautet deshalb hier: benigne Zyste.

44

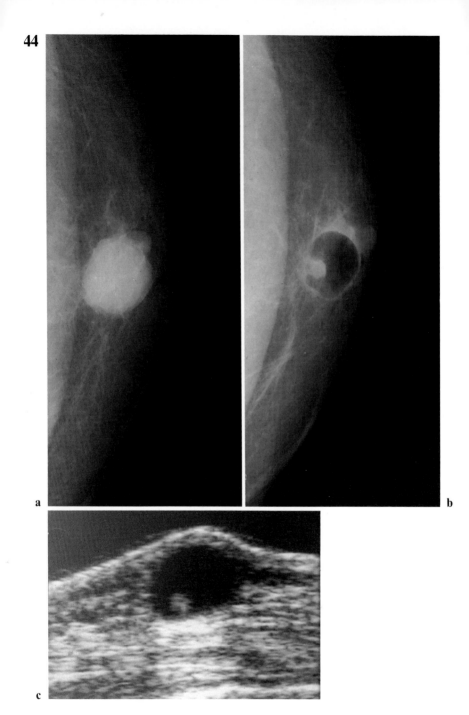

Bei diesem Fall handelt es sich um einen Mann, bei dem der gleiche Befund **44**
vorliegt wie bei der in Fall Nr. 43 beschriebenen Patientin. Sie sehen eine Zyste
vor (**a**) und nach (**b**) Punktion.

Auf der ersten Aufnahme (**a**) fällt eine homogene, gut abgegrenzte, dichte
Verschattung auf, die im Bereich ihres internen Poles eine zusätzliche, kleine
Verdichtung aufweist. Es handelt sich hierbei um die Mamille, die nicht
tangential angeschnitten wurde.

Der sonographische Befund (**c**) ergibt eine typische, flüssigkeitsgefüllte
Zyste mit intrazystischen Wucherungen. Das Pneumozystogramm erlaubt nicht
nur eine deutliche Darstellung dieser Wucherungen, sondern auch eine Beurteilung ihres Ursprunges.

In der Regel läßt sich alleine aufgrund der Mammographie keine Aussage
über die Dignität eines solchen Prozesses machen. In allen diesen Fällen ist eine
Exstirpation unumgänglich.

Hier ergab die histologische Untersuchung einen verzweigten, benignen
Polypen.

45

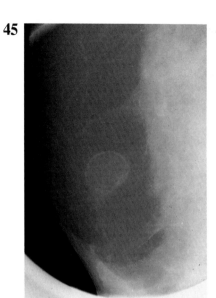

46

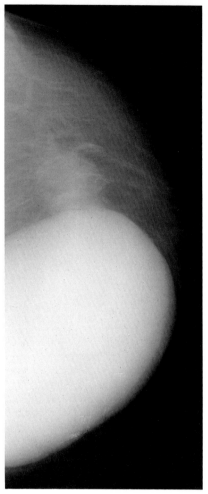

Nach einem schweren Trauma der rechten Brust bildete sich hier ein harter, **45** regelmäßiger Knoten. Auf der Mammographie erkennt man eine kreisförmige Verdichtung mit strahlentransparentem Zentrum.

Dieser Befund ist typisch für eine Fettgewebsnekrose, bei der es schließlich zu Wandverkalkungen kommen kann (s. Kapitel Kalzifikationen).

Diese 50jährige Patientin kam wegen eines rasch wachsenden Tumors zur **46** Untersuchung. Die Größenzunahme des Tumors erfolgte so schnell, daß es zu ausgeprägten Hautveränderungen kam. Die Haut war gerötet, verdünnt und hatte insgesamt ein präulzeratives Aussehen.

Bei der Thermographie stellte sich der Prozeß stark hypertherm dar. Die anschließend durchgeführte Mammographie ergab eine homogene Verdichtung, die vom Aussehen her an ein Fibroadenom erinnerte. Aufgrund des klinischen Verlaufes (explosionsartiges Wachstum) wurde die Diagnose eines Sarkoma phylloides gestellt, was sich bei der histologischen Untersuchung bestätigte.

Im internen Bereich fällt ein weiterer Rundherd mit geringeren Dichtewerten auf, der sicher einem Sarkoma phylloides im Anfangsstadium entspricht.

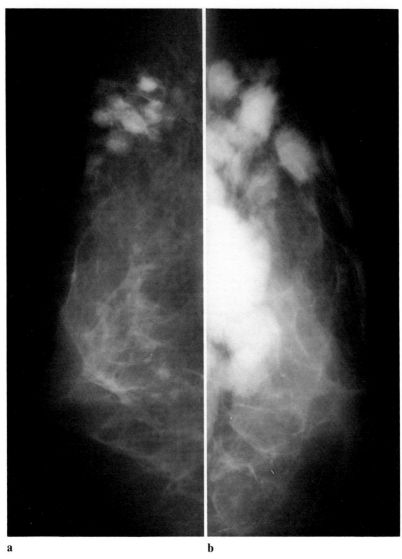

a   b

Bei dieser Patientin wurde vor 15 Jahren in beide Mammae (**a, b**) eine Silikonprothese implantiert. Wie man auf der Mammographie sieht, ist es zu einer Aufspaltung des Prothesenmateriales gekommen. Einzelne kleine Silikon-stücke sind bis in die infraklaviculäre Region gewandert.

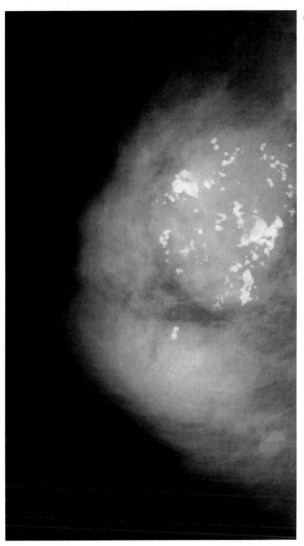

In einer insgesamt sehr dichten Brust mit multiplen fibrösen Platten (insbesondere im inferioren Bereich) sieht man eine sehr dichte, ausgedehnte, homogene, gut abgegrenzte Verschattung.

Die in Gruppen gelagerten, äußerst röntgendichten, bandförmigen Verkalkungen, die von der Peripherie des Herdes bis in sein Zentrum ziehen, sind ein ganz typischer Befund und lassen auf ein Fibroadenom mit progressiver Kalzifikation schließen.

49

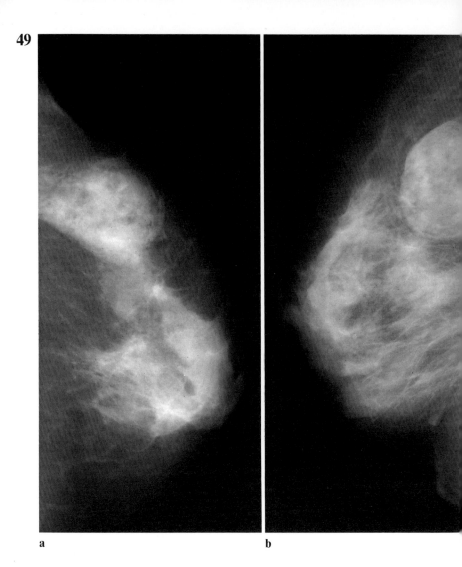

a   b

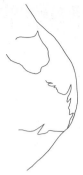

In einer insgesamt strahlendichten Brust fällt im oberen-äußeren Areal ein zwar inhomogener, aber regelmäßig begrenzter Rundherd auf.

Auf der kraniokaudalen Aufnahme (**a**) erkannt man eine streifenförmige, fibröse Struktur, die einer Crista mammaria entspricht (s. Schema). Auf der Seitenaufnahme (**b**) sind diese Cristae mammariae besser aufgelöst. Man erkennt eine lineare anteriore Verdichtung vor dem Rundherd.

Aufgrund der völlig regelmäßigen Randkonturen kann die Verschattung als fibröse Platte gedeutet werden.

50

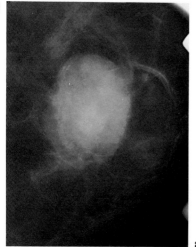

a

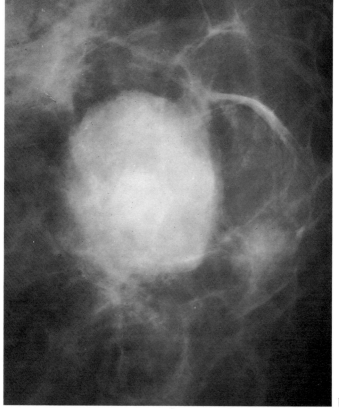

b

Hier handelt es sich um eine Patientin in der Menopause. Auf der Mammographie fällt ein dichter, homogener, gut abgegrenzter Rundherd auf (**a**). **50**

Bei genauer Analyse der Randkontur des Rundherdes sieht man im Bereich seines posterioren Poles eine Konturunterbrechung mit diskreten Zeichen einer expansiven Ausbreitung.

Auf der vergrößerten, mit kleinem Tubus aufgenommenen Aufnahme (**b**) sieht man deutlich die Ausläufer und Tochtergeschwulste des Rundherdes. Der Befund spricht für eine maligne Neoplasie, für ein medulläres Karzinom.

Beachten Sie auf der Vergrößerungsaufnahme auch die polymorphen, heterogenen Kalzifikationen im posterioren Randbereich.

51

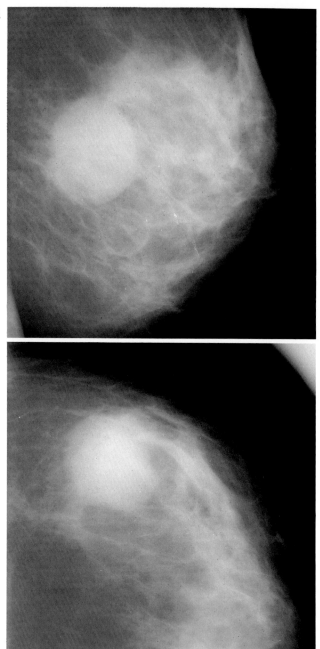

a

b

Dichter, homogener, gut abgegrenzter Rundherd mit streifigen Ausläufern **51**
(„Kometenschweif") im posterioren Bereich (**a, b**). Auch hier ergab die
histologische Untersuchung ein medulläres Karzinom.

Obwohl es sich um eine maligne Neoplasie handelt, sind die Randkonturen
des Rundherdes fast in seinem ganzen Bereich absolut regelmäßig.

52

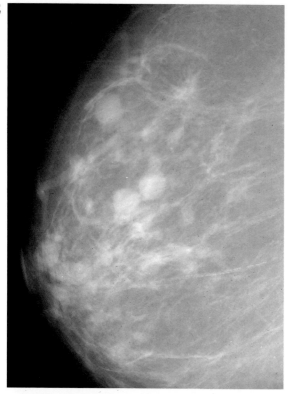

53

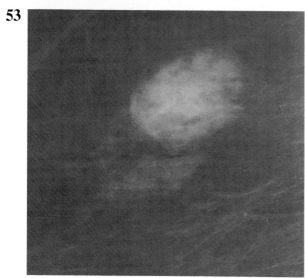

Auch hier handelt es sich wieder um eine Patientin in der Menopause. Auf der **52** Mammographie sehen Sie multiple, dichte, homogene Rundherde.

Analysiert man genau die Randkonturen jedes einzelnen Rundherdes, so findet man immer geringe Unregelmäßigkeiten in Form von Ausläufern sowie einer Strukturunruhe des Gewebes. Außerdem sind multiple vaskuläre Kalzifikationen zu erkennen. Im oberen, äußeren Anteil der Brust fällt eine sternförmige Verdichtung auf.

Histologisch handelt es sich bei dieser sternförmigen Verdichtung um ein invasives Karzinom, bei den anderen Verdichtungen jeweils um ein Carcinoma cribriforme.

Hierbei stellt sich folgende Frage, die durch die histologische Untersuchung nicht eindeutig beantwortet werden kann: handelt es sich bei den zahlreichen Rundherden um Metastasen eines einzigen Primärtumors im superioren Anteil der Brust?

Hier eine typische „Falle": Sie erkennen auf der Mammographie eine hetero- **53** gene Verdichtung mit einigen Inzisuren. Es handelt sich dabei gar nicht um einen Prozeß in der Brustdrüse selbst, sondern um einen ausgedehnten Hauttumor.

Dieser Fall unterstreicht, wie wichtig es ist, neben dem radiologischen auch den klinischen Befund zu berücksichtigen.

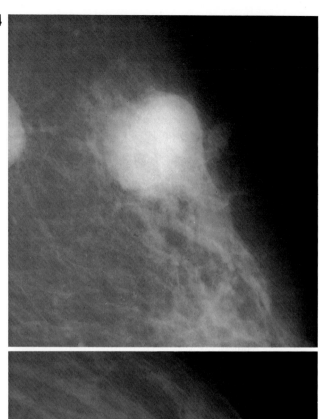

a

b

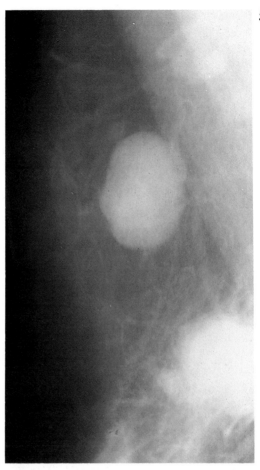

c

In einer insgesamt hellen, transparenten Brust sieht man einen dichten, homogenen Rundherd mit multiplen Konturunregelmäßigkeiten. Der röntgenologische Befund läßt an einen malignen Prozeß denken (**a, b**).

Entscheidend für die Sicherung der Diagnose ist die radiologische Untersuchung der axillären Region (**c**). Man findet auf dieser Aufnahme zwei verdichtete Lymphknoten als Hinweis auf eine maligne Neoplasie.

Alleine aufgrund des radiologischen Befundes läßt sich niemals mit letzter Sicherheit angeben, welche Veränderung in einem Lymphknoten vorliegt. Folgende Zeichen deuten jedoch mit großer Wahrscheinlichkeit auf eine Lymphknotenmetastase hin:
– Volumenzunahme mit offensichtlich kanzerogener Veränderung der Brust
– unregelmäßige, unscharf begrenzte Form des Lymphknotens

V. Mikrokalzifikationen

Lange sah man Verkalkungen in einer Größenordnung von 0,1 bis 0,5 mm als pathognomon für das Vorliegen eines Karzinomes an.

Durch Verbesserung der Aufnahmetechnik sowie eine bessere Kenntnis von dysplastischen Veränderungen wurde es möglich, die typischen Malignitätskriterien von Kalzifikationen neu zu definieren.

Alle im Augenblick vorliegenden Klassifikationen sind mehr oder weniger nur bei entsprechend fortgeschrittener Technik (Darstellung des Randes und der einzelnen Strukturen der Verkalkungen) nützlich.

Liegen multiple Verkalkungen vor, dann läßt sich sehr gut eine Klassifikation vornehmen. Wenig sinnvoll ist hingegen solch eine Klassifikation im Rahmen von Vorsorgeuntersuchungen.

Die frühzeitige Erkennung von Brustkrebs basiert auf der Analyse folgender elementaren Strukturen:
– Verkalkungen
– diffuse oder begrenzte Verdichtung
– Strukturunruhe des Brustgewebes
– indirekte Zeichen

Die Befunde lassen sich sowohl bei Mammakarzinomen als auch bei benignen Mastopathien erheben. Ihre Interpretation erfolgt jedoch nicht alleine aufgrund der Morphologie des Prozesses, ebenso wichtig sind Begleitreaktionen sowie das kombinierte Auftreten dieser verschiedenen Veränderungen.

Bei nicht infiltrierenden intraduktalen Karzinomen können Kalzifikationen anhand folgender 6 Kriterien beurteilt werden:
– Größe
– Anzahl
– Lokalisation
– Gruppierung
– Dichtewerte
– Form

Größe: Verkalkungen beim duktalen Carcinoma in situ sind ca. 0,1 bis 0,5 mm groß (sie liegen damit manchmal im Grenzbereich der Sichtbarkeit) und weisen große Unterschiede auf. Diese Heterogenität ist ein wichtiges Verdachtskriterium.

Die Anzahl: Die ersten Autoren, die Verkalkungen in einem duktalen Karzinom beschrieben haben, sprachen von „unzähligen Verkalkungen". Bei Karzinomen im Anfangsstadium ist die Zahl der Verkalkungen jedoch wesentlich geringer. Alle Autoren sind sich einig, daß eine hohe Anzahl von Veränderungen immer eine Indikation für Exstirpation des Prozesses sein sollte. Zum Beispiel im Falle eines kleinen Herdes mit mehr als 4 Verkalkungen *und* wenn andere Malignitätskriterien bestehen.

Lokalisation: Die Verkalkungen sind manchmal diffus in einer bestimmten Region der Brust verteilt, manchmal sind sie entlang der Milchgänge gelagert. Ihr Aussehen unterscheidet sie deutlich von anderen Kalzifikationen, wie man sie beim infiltrativen Karzinom oder bei der „Zystosteatonekrose" findet. Die Form der Projektionsfläche ist maßgebend: geometrische Formen sind eher typisch beim Karzinom [Lanyi M (1986) Diagnostik und Differentialdiagnostik der Mammaverkalkungen. Springer, Heidelberg].

Gruppierung: Beim duktalen Carcinoma in situ sind die Verkalkungen immer ganz unregelmäßig („anarchistisch") zusammengelagert, also nicht wie z. B. bei der Dysplasie.

Dichtewerte: Sehr unterschiedlich. Manche Kalzifikationen sind ebenso strahlendicht wie Verkalkungen bei Nekrosen, andere hingegen sind auf der Mammographie kaum sichtbar. Hier ist die Bildqualität entscheidend, da die Röntgenkontrollen nach PE Mikrokalk zeigen, der auf dem Nativbild nicht immer sichtbar ist.

Form: Die Form ist das wesentliche Kriterium für die Beurteilung von Mikroverkalkungen.
- Runde Verkalkungen mit hellem Zentrum: nekrotische Verkalkungen, Zytosteatonekrosen.
- Runde Verkalkungen kraniokaudalen, die lateral konvex erscheinen (Teetassenphänomen: fibrozystische Mastopathie).
- Lineare Verkalkungen, regelmäßig angeordnet: Plasmazell-Mastitis oder andere inflammatorische Erkrankungen.
- Abgerundete, ovale Verkalkungen: lobuläre Verkalkungen (Adenose, ...).
- Unregelmäßige polymorphe Verkalkungen (Verzweigungen, V-förmig und unregelmäßig: duktales Karzinom).

Anhand jedes einzelnen Kriteriums läßt sich zunächst eine Verdachtsdiagnose stellen. Gesichert wird die Diagnose einer malignen Veränderung, wenn diese Kriterien in Kombination auftreten. Ist sowohl Größe, Zahl, Lokalisation, Gruppierung, Dichtewert als auch die Form der Verkalkungen heterogen, so liegt der Schluß auf ein duktales Carcinoma nahe.

55

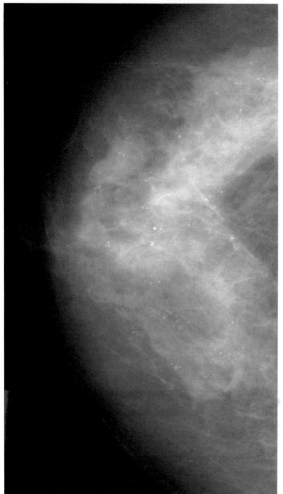

a

Int.

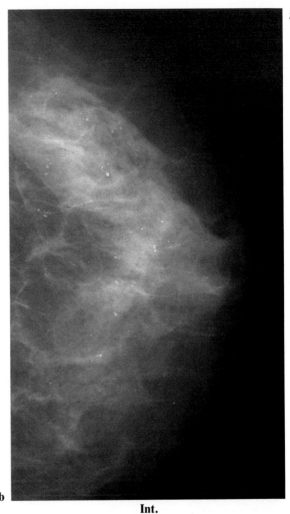

b

Int.

Rechte (**a**) und linke (**b**) Brust, kraniokaudale Aufnahme. Beide Brüste sind strahlendicht. In ihren externen Anteilen fallen fibröse Platten auf, die aufgrund ihrer geradlinigen Ränder gut zu erkennen sind. Auf beiden Seiten sind viele diffus verteilte Verkalkungen zu sehen. Ihre Größe ist sehr unterschiedlich, ihre Dichtewerte und ihre Form hingegen relativ homogen.

Diese runden, relativ regelmäßigen Verkalkungen finden sich häufig als Begleitreaktion bei dysplastischen oder hyperplastischen Mastopathien.

Aufgrund ihrer diffusen Verteilung ist eine Exstirpation nicht sinnvoll, da es in der Folge zu ausgeprägten Verwachsungen kommen würde. Indiziert ist hingegen eine regelmäßige Überwachung, da die Veränderungen eindeutig als Risikofaktor zu bewerten sind.

56

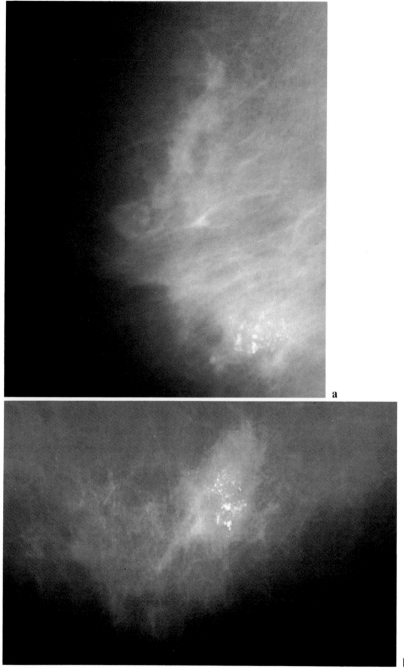

Kleine Ansammlung von Kalzifikationen in einer Brust mit fibrösen Dichtewer- **56**
ten (**a, b**). Diese Verkalkungen weisen Malignitätskriterien auf. Die notwendige
Exstirpation ergab ein intraduktal begrenztes Karzinom. Histologisch ließen
sich jedoch Zeichen für eine Mikroinvasion nachweisen.

Für diese Mikroinvasionen findet man auch ein Korrelat auf der Mammographie: die Verkalkungen sind von einer dichten, relativ unregelmäßigen Verschattung umgeben.

57

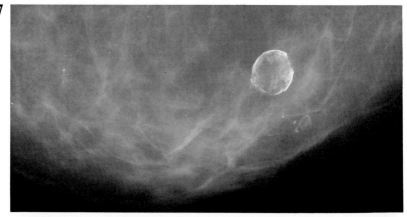

58

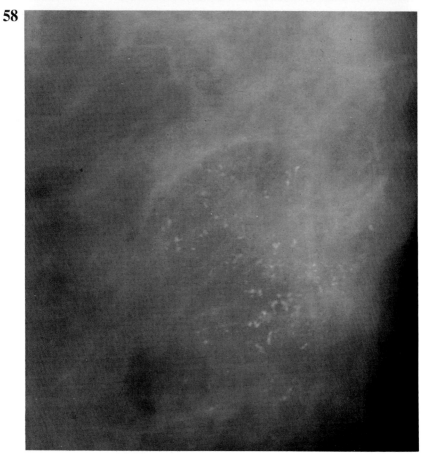

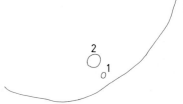

Dieser Fall zeigt zwei verschiedene Befunde bei einer posttraumatischen Fettgewebsnekrose. Im Endstadium ist eine Fettgewebsnekrose (*1*) meistens verkalkt (*2*). Häufig werden solche Verkalkungen als Zufallsbefund bei einer systematischen Durchuntersuchung gefunden.

Sie sehen alle ähnlich aus: Verkalkung mit hellem Zentrum. Außer nach Traumen findet sich dieser Befund noch nach umschriebenen chirurgischen Eingriffen sowie nach wiederholten Mikrotraumen (Träger, Metallbügel von Büstenhaltern etc.).

Man darf die Kalzifikationen bei Fettgewebsnekrose nicht mit den feinen, wesentlich kleineren Verkalkungen, wie sie bei Resorptionsgranulomen auftreten, verwechseln.

Polymorphe, diffus und unregelmäßig verteilte Kalzifikationen mit unterschied- **58** lichen Dichtewerten. Es handelt sich um ein diffuses Karzinom mit massiver intraduktaler Ausbreitung. Die Verkalkungen sind in einem umschriebenen Areal gruppenförmig zusammengelagert. Sie reichen nicht über den Rand der sie umgebenden Aufhellungszone (auch „Aufhellungshof" genannt) hinaus.

Die fehlende Stromareaktion ist Hinweis auf ein besonders schnelles Karzinomwachstum.

59

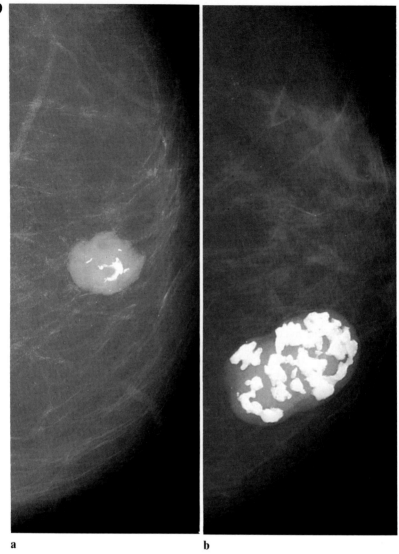

a   b

Hier sehen Sie zwei Fälle von kalzifizierten Fibroadenomen in unterschiedlichen
Stadien.

Im Frühstadium (**a**) entwickeln sich die dichten, homogenen, länglichen Verkalkungen zunächst in der Peripherie des tumorösen Verdichtungsherdes. Im weiteren Verlauf greifen die Verkalkungen zunehmend auf den gesamten Prozeß über.

Wenn das Fibroadenom vollständig verkalkt ist (**b**), ergibt sich bei der klinischen Untersuchung ein äußerst suspekter Palpationsbefund: man tastet einen sehr harten, häufig mit der Umgebung verbackenen Tumor. Aufgrund des Röntgenbefundes kann man die Patientin jedoch wieder beruhigen.

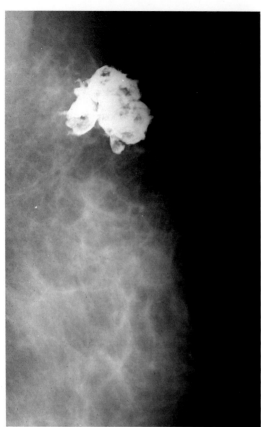

Ausgedehnt kalzifizierte, postoperative Fettgewebsnekrose (mit hellem Zentrum). Zu dieser Veränderung kam es hier durch Narbenbildung infolge einer partiellen Mastektomie und anschließender regionaler Radiotherapie (Bestrahlungsserie mit Telekobalt 60).

Dieser Befund unterscheidet sich deutlich von den Kalzifikationen beim Fibroadenom (siehe Fall Nr. 59). Beachten sollten Sie vor allem das helle Zentrum der Verkalkungen. Dies ist in der Regel ein Hinweis auf eine exogene Entstehungsursache.

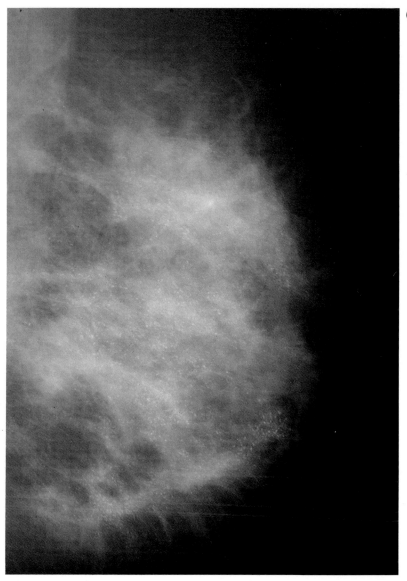

Diffuse Mikroverkalkungen in der gesamten Brust mit eindeutigen Malignitätszeichen. Beachten Sie die Stromareaktion in den inferioren Anteilen der Brust. Sie äußert sich in Form von vertikalen linienförmigen Verdichtungen, die von einer horizontalen Strukturunruhe ausgehen. Die histologische Untersuchung ergab ein diffuses, undifferenziertes, stark proliferatives Karzinom.

62

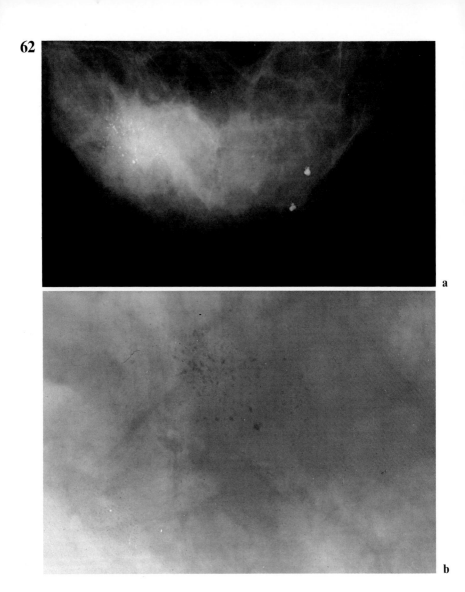

Im äußeren Bereich der Brust sieht man hier diffuse Verkalkungen, die einem diffusen Karzinom mit intraduktaler Beteiligung entsprechen (**a, b**). Ferner fällt eine Verdichtung mit deutlicher Strukturunruhe auf. Man kann daraus schließen, daß bei dem Karzinom nicht nur eine intraduktale Beteiligung, sondern schon ein invasives Wachstum vorliegt.

Beachten Sie außerdem noch die benignen Kalzifikationen im medialen Anteil der Brust.

63

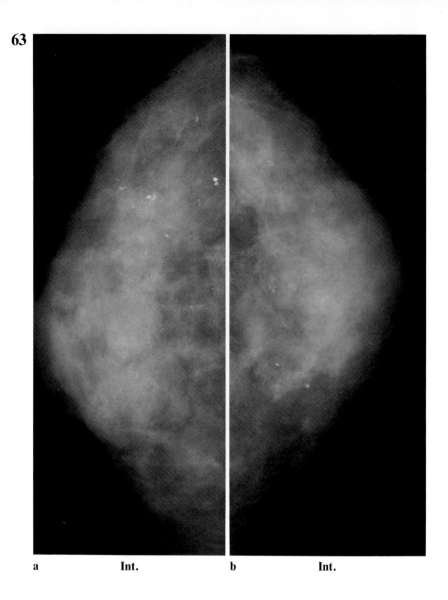

a   **Int.**   b   **Int.**

Bilaterale Verkalkungen. Rechts (**a**) sind diese Verkalkungen wesentlich hete- **63** rogener und insbesondere im externen Bereich der Brust in Gruppen gelagert. Aufgrund des bilateralen Befundes fiel die Entscheidung über das weitere therapeutische Vorgehen schwer. Rechts waren die Kalzifikationen jedoch so verdächtig, daß auf eine Biopsie nicht verzichtet werden konnte. In Allgemeinnarkose wurde eine kontralaterale Biopsie durchgeführt.

Die histologische Untersuchung ergab folgende Befunde:
- rechts (**a**), ein diffuses intraduktales, nicht invasives Karzinom
- links (**b**), eine atypische lobuläre Hyperplasie, die als Grenzbefund einzustufen ist

Bei diesem Fall ließ sich alleine aufgrund des radiologischen Befundes ohne Histologie keine Diagnose mit eindeutiger Sicherheit stellen.

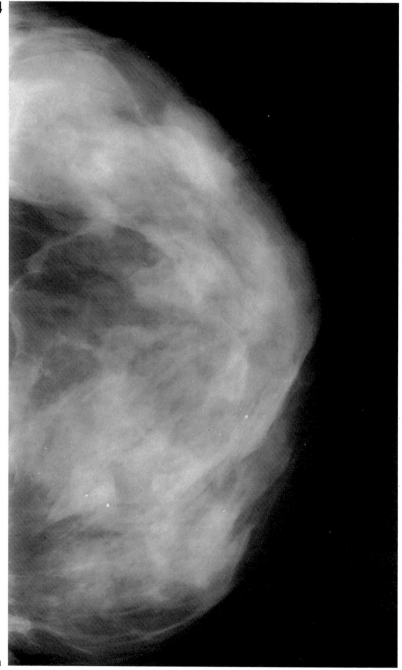

a

Int.

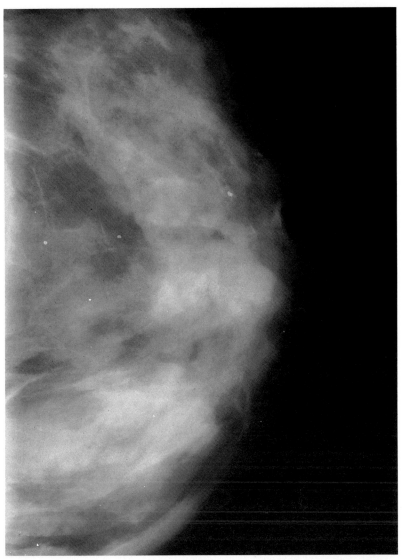

b

Ext.

Bilaterale Verkalkungen. Die meisten dieser Verkalkungen in einer insgesamt sehr harmonischen fibro-glandulären Brustdrüse weisen ein helles Zentrum auf (**a, b**). Die Kalzifikationen sehen eindeutig benigne aus und entsprechen verkalkten Fettgewebsnekrosen.

Beachtenswert ist auf dieser Mammographie ferner noch das ungewöhnliche und recht seltene lineare Aussehen der Fibrose, das besonders im externen Bereich der rechten Brust deutlich sichtbar ist (**b**).

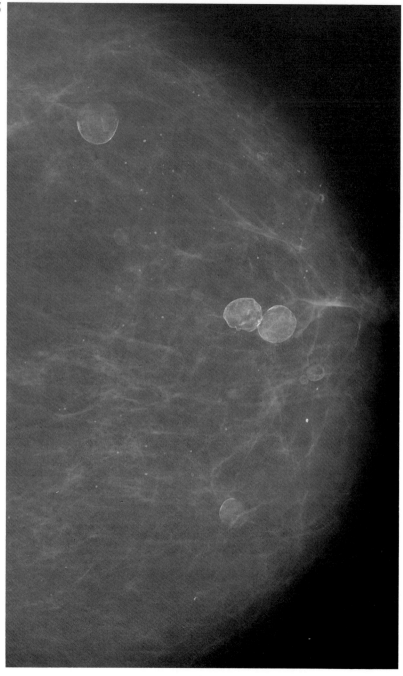

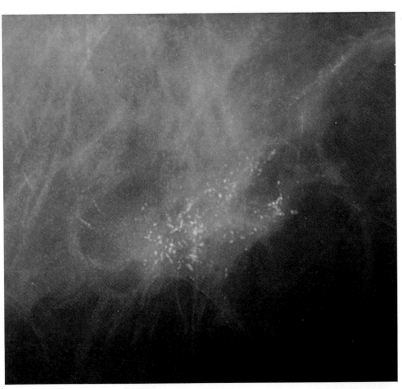

66

Hier ein schöner Befund von Verkalkungen mit hellem Zentrum. Es handelt **65** sich hierbei um eine posttraumatische Fettgewebsnekrose. Die großen mit einer Strukturunruhe des umgebenden Gewebes verbundenen retromamillären Verkalkungen sind Folge einer vorangegangenen Biopsie. Umgeben werden sie von multiplen rundlichen, regelmäßigen, gut abgegrenzten, kleinen Kalzifikationen. Bei diesen kleinen Verkalkungen handelt es sich um Resorptionsgranulome.

Diese Tubusaufnahme zeigt ausgeprägt polymorphe und hinsichtlich Dichte- **66** werten und Anordnung sehr heterogene Verkalkungen. Da man außerdem noch eine unregelmäßige Verdichtung mit Strukturunruhe erkennt, ist die Diagnose einer malignen Neoplasie naheliegend.

Die histologische Untersuchung ergab ein invasives Karzinom mit massiver intraduktaler Beteiligung.

67

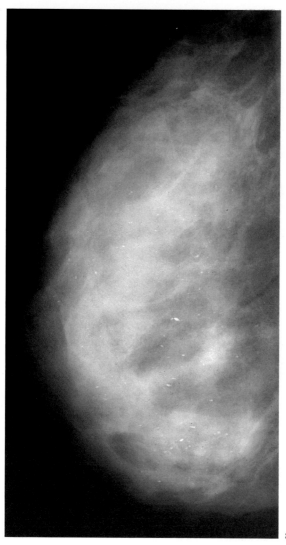

a

Beide Aufnahmen zeigen gleichmäßige, isomorphe Verkalkungen mit einheitlichen Dichtewerten. Auf der rechten Seite sind sie zahlreicher.

Besonders wichtig ist es, nach Anhäufungen von verschiedenen Verkalkungen zu suchen. Diese Zusammenlagerung in Gruppen ist ein ganz wichtiges Kriterium für das weitere diagnostische und therapeutische Vorgehen. In diesem Fall wurde aufgrund des Aussehens der Verkalkungen zunächst eine abwartende Haltung mit regelmäßigen Kontrolluntersuchungen empfohlen. Bei diesen Verkalkungen handelt es sich nämlich um atypische, dysplastische Veränderungen, die als Grenzbefund einzustufen sind. Wie diese Beobachtungen zeigen, sind die vorgeschlagenen Klassifikationen der Kalzifikationen in der Praxis meist von geringer Relevanz.

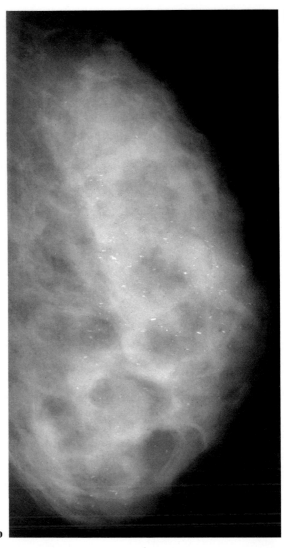

b

Wenn zahlreiche Kalzifikationen vorliegen, ergeben sich sowieso in der Regel keine diagnostischen Probleme.

Da zunehmend auch Vorsorgeuntersuchungen bei Risikopatientinnen erfolgen, finden sich dabei vermehrt vereinzelte, in kleinen Gruppen zusammengelagerte Verkalkungen, die sich in keine der genannten Klassifikationen einordnen lassen. Die Indikation zur Biopsie hängt ab von verdächtigen Befunden auf der Mammographie, von der jeweiligen Erfahrung von Radiologe und Chirurg sowie von zusätzlichen, vergleichenden Befunden, die mit Hilfe von anderen Methoden erhoben wurden.

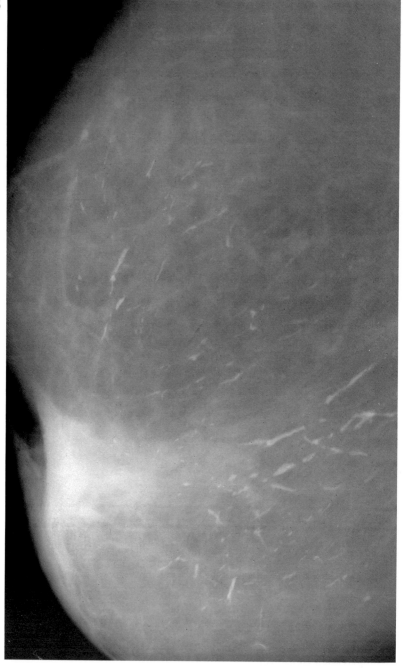

Diese Patientin in der Menopause klagte über bilaterale, pseudoentzündliche Brustschmerzen. Auf der Mammographie sieht man intraduktale Verkalkungen, welche die Milchgänge und ihre Aufzweigungen ausfüllen.

Viele Autoren nennen diese Form der Entzündung Plasmazellmastitis. Bei dieser Plasmazellmastitis handelt es sich um eine abakterielle Mastitis, die in der Regel als Folge von Erweiterungen der Milchgänge zustande kommt. Die Histologen sprechen hierbei von einer „Komedo-Mastitis".

69

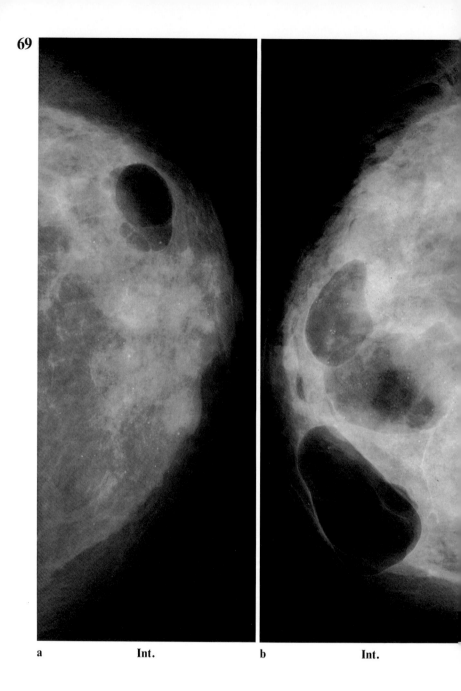

a   Int.   b   Int.

Bei dieser Patientin, die wegen einer zystischen Mastopathie in Überwachung stand, wurde eine Zystenpunktion mit anschließender Insufflation von Luft durchgeführt.

Auf den bilateralen Aufnahmen (**a, b**) fallen dabei im Bereich der luftgefüllten Zysten Verkalkungen auf:
– einige sind rundlich, regelmäßig und diffus verteilt;
– andere hingegen feiner und in kleinen Gruppen gelagert

Das Auftreten dieser Befunde auf dem Boden einer fibro-zystischen Mastopathie, erlaubt die Verdachtsdiagnose eines bilateralen Carcinoma lobulare in situ. Die histologische Untersuchung bestätigte diese Verdachtsdiagnose.

Wie dieser Fall deutlich zeigt, hat auch die Einführung des Ultraschalles die Methode der Zystenpunktion mit anschließender Insufflation von Luft nicht überflüssig gemacht. Im allgemeinen lassen sich diese Mikroverkalkungen sonographisch nämlich nicht darstellen und werden insbesondere bei röntgendichten Mammae erst durch ein künstlich erzeugtes gasförmiges Kontrastmedium zum Vorschein gebracht.

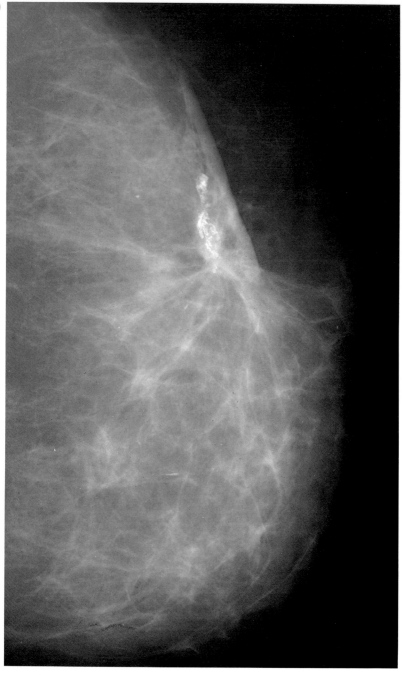

Hier sehen Sie den typischen Befund einer externen Narbe mit Verkalkungen. **70**
Diese Verkalkungen sind auf dem Boden einer Fettgewebsnekrose entstanden
und haben dementsprechend helle Zentren.

Ferner fällt auf, daß die strahlenförmigen, fibrösen Ausläufer vom Zentrum
zur Peripherie hin in ihrem Durchmesser zunehmen, also genau der entgegenge-
setzte Befund wie bei einer karzinombedingten Stromareaktion (Ansicht nach
Strahlentherapie).

71

a

b

c

Aufnahme kraniokaudal (**a**) und von der Seite (**b**) sowie Tubusaufnahme (**c**). **71**
Diese drei Aufnahmen zeigen in der gesamten Brust typisch maligne, ausgeprägt polymorphe, dichte, gruppenweise gelagerte Verkalkungen.

Obwohl sich histologisch keine Lymphknotenbeteiligung nachweisen ließ, erfolgte angesichts der diffusen Verteilung der Veränderungen eine Mastektomie.

Von den Histologen wird diese Form des Karzinomes diffuses, intraduktales Komedo-Karzinom genannt.

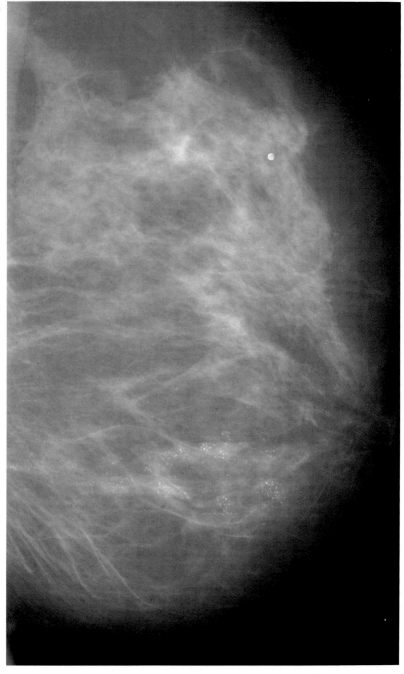

a

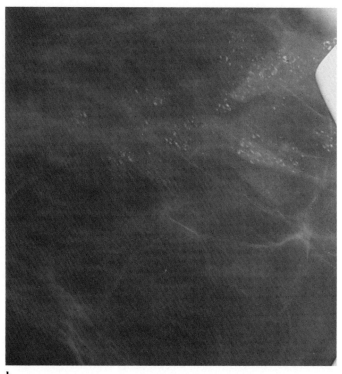

b

Bei dieser auf Wunsch der Patientin angefertigten Mammographie (**a**) läßt sich anhand seiner typischen Kalzifikationen deutlich ein intraduktales Karzinom erkennen. Die Tubusaufnahme (**b**) ermöglicht eine genauere Analyse der Polymorphie der Verkalkungen.

Bei der histologischen Untersuchung fand sich neben einer beginnenden Mikroinvasion axilläre Lymphknotenmetastasen.

73

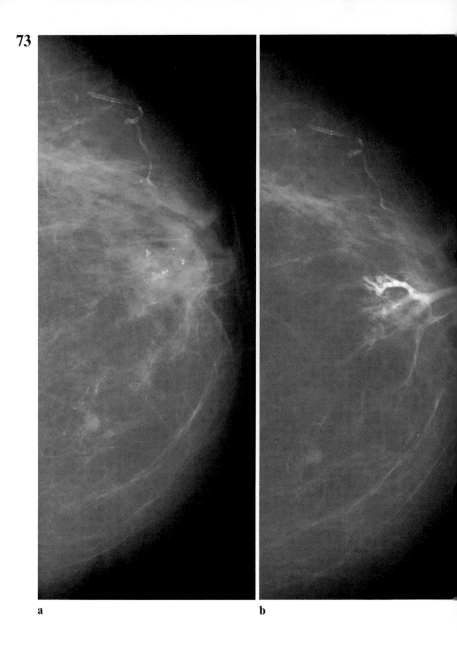

a b

Aufnahme vor und nach Galaktographie bei einer 71jährigen Patientin mit **73**
Blutausfluß. Man erkennt in Haufen angeordnete, ausgeprägt heterogene und
polymorphe Kalzifikationen.
Wie die Galaktographie zeigt, liegen diese Verkalkungen ausschließlich
intraduktal. Auf der Nativaufnahme fallen einige retromamilläre lineare Verdichtungen auf, die dilatierten, mit Sekret gefüllten Milchgängen entsprechen.
Die Exstirpation ergab ein multifokales intraduktales Karzinom.

VI. Intraduktale und intrazystische Veränderungen

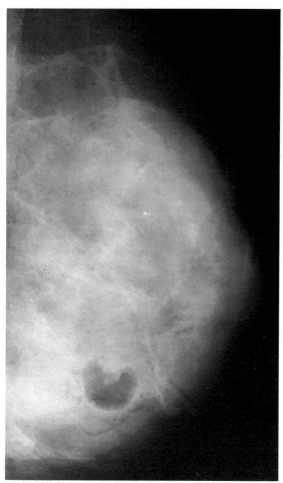

74

Diese Mammographie wurde nach Zystenpunktion und Insufflation von Luft aufgenommen. Man erkennt im Bereich des oberen Poles der Zyste einen relativ regelmäßigen intrazystischen Polypen.

Die aufgrund des Röntgenbefundes feststellbaren Kriterien reichen nicht aus, um einen benignen intrazystischen Prozeß von einer malignen Neoplasie zu unterscheiden. Häufig findet sich der gleiche radiologische Befund: eine Wucherung in Form eines kleinen Hügels. Deshalb ist bei jeder intrazystischen Wucherung die Exstirpation der Zyste obligat, unabhängig von dem weiteren radiologischen Befund nach Zystenpunktion.

In diesem Fall ergab die Histologie eine Adenose mit atypischer duktaler Hyperplasie.

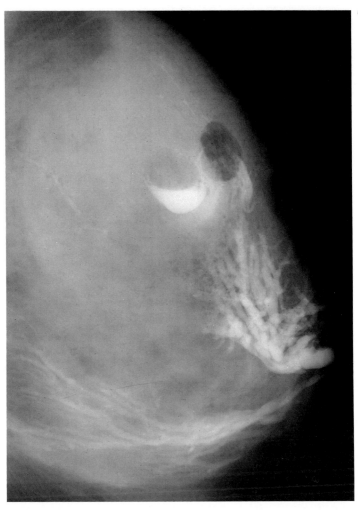

Dieses Pneumozystogramm zeigt eine partielle Erweiterung der Milchgänge sowie zwei benigne Zysten. Nur eine dieser Zysten wurde bei Punktion komplett geleert, während die andere noch Flüssigkeit enthält, die aufgrund der vorangegangenen Galaktographie noch kontrastgebend ist.

Wie diese Abbildung zeigt, treten folgende zwei Krankheitsbilder teilweise auch gleichzeitig auf:
− zum einen eine fibrös-zystische Mastopathie
− zum anderen die sogenannte „secretory disease"

Beide Krankheitsbilder bilden bezüglich Histologie und Physiopathologie eine eigenständige nosologische Einheit. Dennoch ist ihr gleichzeitiges Auftreten sehr häufig.

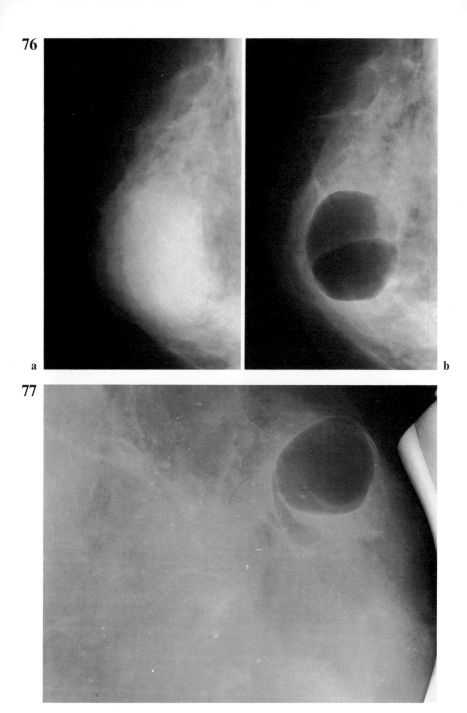

Auf der seitlichen Aufnahme vor Punktion (**a**) erkennt man deutlich eine runde, homogene, gut abgegrenzte Verschattung, die in einer ausgeprägt fibrösen Zone liegt. Zeichen einer Strukturunruhe finden sich nicht.

Die Aufnahme nach Punktion und Insufflation (**b**) von Luft zeigt eine benigne Zyste mit regelmäßigen Konturen und einem internen Septum, das auf der Nativaufnahme nicht zu erkennen gewesen war. Hinweise auf intrazystische Wucherungen finden sich nicht.

Sonographisch lassen sich solche intrazystischen Septen ebenfalls häufig nachweisen.

Auch diese Tubusaufnahme zeigt wieder, wie wichtig die Methode der Zysten- punktion mit anschließender Luftinsufflation ist und daß sie häufig nicht durch die Sonographie ersetzt werden kann.

Sie sehen hier eine punktierte und mit Luft gefüllte Zyste. Erst die Insufflation von Luft hat multiple Mikrokalzifikationen zum Vorschein gebracht. Auf der Nativaufnahme waren sie nicht zu sehen.

Diese Kalzifikationen sind diffus verteilt, sehr heterogen und polymorph. Ihre Gruppierung in kleine Herde erlaubt den Schluß auf eine maligne Neoplasie.

Die histologische Untersuchung ergab einige atypische lobuläre Hyperplasien sowie Herde eines Carcinoma lobulare in situ.

78
79

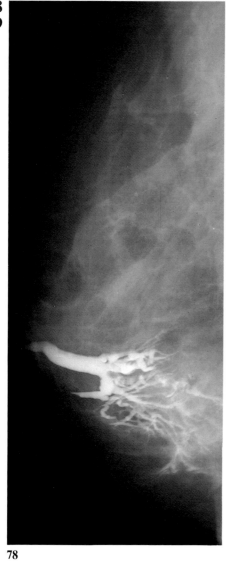

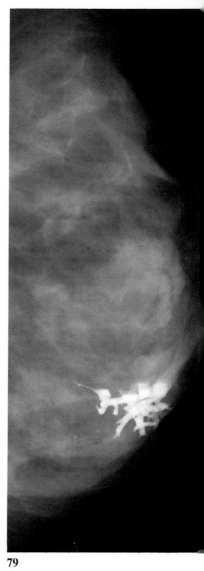

78

79

Die Galaktographie zeigt bei diesem Fall eine umschriebene Größenzunahme **78** der retromamillären Milchgänge sowie einen fein ausgezogen verlaufenden Kontrastmittelstop in der inframamillären Region.

Dieser Befund entspricht diffusen Ektasien der Milchgänge.

Die Nativaufnahme zeigt in der retromamillären Region eine lineare Verdich- **79** tung, die nach Galaktographie als duktale Ektasie gedeutet werden kann.

Erst ca. 4 cm unterhalb der Mamille ist die Verschattung gut zu erkennen, was auf eine partielle Obstruktion des Milchganges durch Sekrete zurückzuführen ist.

Die Histologie ergab auch bei diesem Fall eine Ektasie der Milchgänge.

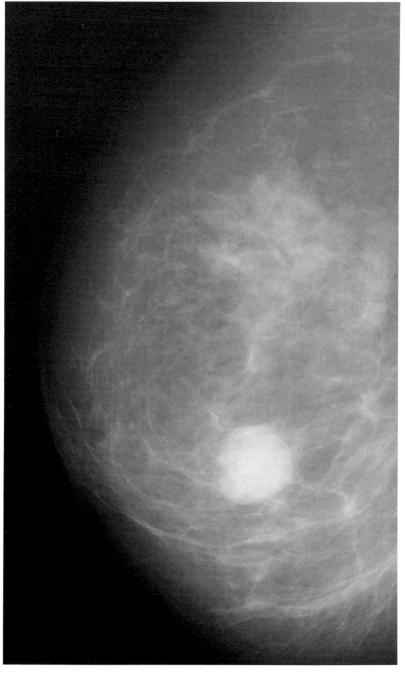

a

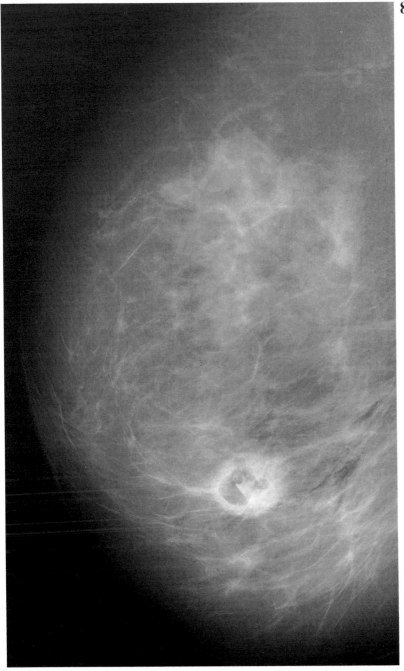

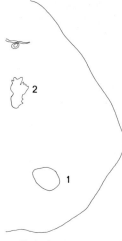

Diese Patientin hatte kurz zuvor im inferioren Bereich der linken Brust einen Knoten bemerkt und kam deshalb zur Untersuchung.

Die klinischen Befunde wiesen alle auf eine benigne Zyste hin. Bei der Thermographie fand sich eine ausgeprägte Hyperthermie der gesamten Brust.

Auf diesem vor Punktion aufgenommenen Mammogramm (**a**) sehen Sie eine dichte und homogene Verschattung. Mit Ausnahme des anterioren Bereiches, wo sich einige Unregelmäßigkeiten befinden, ist der Prozeß gut gegenüber dem umgebenden Gewebe abgegrenzt.

Nach Punktion und Luftinsufflation (**b**) fällt eine ausgedehnte intrazystische Wucherung auf. Da der radiologische Befund unspezifisch war, entschloß man sich zur Exstirpation.

Bei einer genauen Analyse der Mammographie fällt ferner im superioren, posterioren Randbereich eine relativ unregelmäßige, atypische Verschattung auf. Einige Zentimeter oberhalb dieses Prozesses erkennt man ein dilatiertes Blutgefäß.

Bei der histologischen Untersuchung ergaben sich folgende Befunde:

1. bei der intrazystischen Wucherung handelte es sich um ein invasives, papilläres Adenokarzinom und
2. bei dem nicht tastbaren Herd links oben um ein szirrhöses Karzinom

81 Sehr schöne Galaktographie mit etlichen hintereinander aufgereihten Kontrastmittelanreicherungen. Retromamillär fällt eine Ektasie sämtlicher Milchgänge auf. Sehr deutlich erkennbar sind die Aufzweigungen der Milchgänge, in denen kleine Zysten liegen.

Dieser Fall demonstriert sehr schön das mögliche gleichzeitige Vorliegen einer „secretory disease" und einer fibrozystischen Mastopathie.

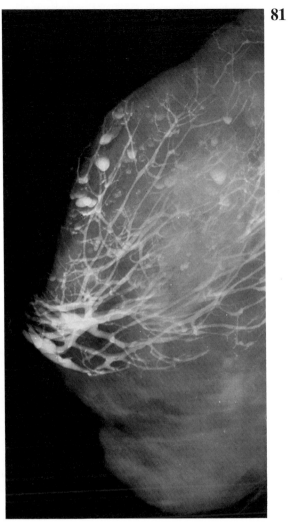

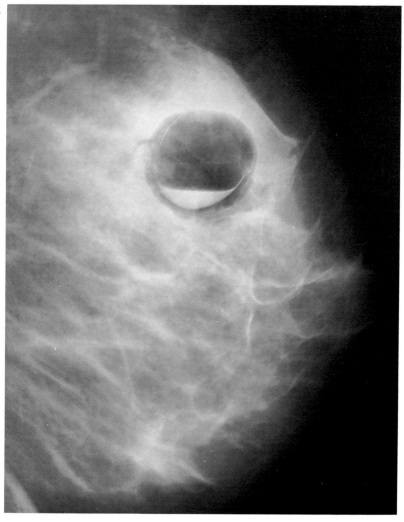

Diese Zyste wurde bei der Punktion nur unzureichend geleert. Ihr inferiorer Bereich ist deshalb aufgrund von Überlagerungen durch die restliche Zystenflüssigkeit nicht zu beurteilen.

Eine erneute Punktion mit anschließender Kontrolle ist deshalb erforderlich.

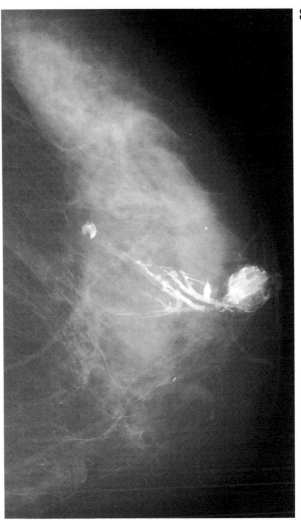

Auf dieser Mammographie sieht man eine retromamilläre Ektasie der Milchgänge sowie eine Kontrastmittelanreicherung im Bereich eines dilatierten
Ganges, die einem Tumor entspricht.

Bei intraduktalen Veränderungen läßt sich aufgrund des radiologischen
Befundes noch schwieriger eine exakte Diagnose stellen als bei intrazystischen
Prozessen. Bei Erweiterung der Milchgänge und intraduktalen Wucherungen ist
deshalb eine operative Abklärung unumgänglich.

In diesem Fall handelte es sich um einen benignen, papillären Tumor.

Sachverzeichnis

Abszeß   19
axilläre Drüse   5

Bindegewebe   3
Brustknospe   3

Coopersches Ligament   9

duktale Ektasie   7
Dysplasie   11
Dystrophie   11

Ektasie der Milchgänge   129
Entzündung   18, 19
Epidermoidzyste   63

Fettgewebe   3
Fettgewebsnekrose   37, 73
Fibroadenolipom   67
Fibroadenom   7, 17, 67, 76
Fibrose   11, 21, 35, 77
fibrozystische Mastopathie   46, 59,
   61, 69

Gynäkomastie   13

Hamartom   67

intrazystisches Papillom   71

Kolloidkarzinom   57, 61

Lipom   7
lobuläres Karzinom   51, 52
lobuläres Carcinoma in situ   47, 52
Lymphknoten   3

medulläres Karzinom   61, 79, 81

Plasmazellmastitis   111
Prothese   74

Reduktionsplastik   45

Sarkoma phylloides   73
sklerosierende Adenose   43
Strahlentherapie   98, 115

vaskulare Kalzifikationen   5
Verkalkungen   17, 87 ff.